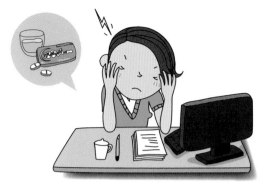

99%的頭痛
不需要止痛藥

台北市立聯合醫院
中醫部針灸科主任　**江裕陽** 醫師◎審訂

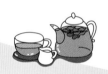

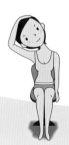

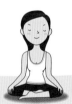

【出版緣起】

破病藥罐子該自救了

　　一早起床，便頭痛欲裂；上班途中喝了一杯咖啡，卻胃酸逆流；螢幕前打幾個字，肩膀便隱隱作疼；上個洗手間，卻枯坐馬桶半個鐘頭；晚上想好好休息，卻一夜輾轉反側……。

　　這樣的情境熟悉嗎？這應該是許多國人日常的例行公式。台灣人真的很可憐，工作繁重、薪水少之外，職業小毛病更是全身上下都是。有些人或許沒有偏頭痛但有暈眩，不會肩痛卻腰痠，沒有失眠困擾但容易健忘；於是每個人的桌邊至少都會擺上一、兩罐所謂的保健食品，更有甚者，是將這些保健營養品當作三餐配菜，一日吞個幾十顆，成了名符其實的藥罐子。

　　其實許多人都知道自己的健康出狀況了，也知道吃保健食品是治標不治本，但是就是擠不出時間去看醫生，而且有時找了醫生，也不一定能查到病因根治。因此，只好駝鳥地自行吞藥、找偏方，讓這些小病痛繼續跟著自己，成為「永遠的好朋友」。

　　明明知道不好，為何不去改善它呢？這是我們最初的動機。如果國人能有更正確的保健常識，更便捷的醫療資料取得方式，甚至懂得最正確的自我保健方法，應該就不會委屈自己成為藥罐子，台灣人洗腎世界第一的新聞也就不會出現。「i健康」就是「愛健康」，更是「我健康」；生理健康、心靈健康，想做到其實不難，請丟掉藥罐子，更積極地自救，讓我們一起i健康！！

用對身體最好的方式治療頭痛

台北市聯合醫院中醫部針灸科主任　江裕陽

　　頭痛是現代人最常見的健康問題，尤其是久坐辦公室的上班族們，因為長時間地坐在椅子上、使用電腦，容易導致肩頸僵硬，再加上工作壓力大，容易牽引頭部神經，引發頭痛。對許多人來說，頭痛看似小病，卻十分惱人，因為一頭痛就很難讓人集中精神，處理日常事務，嚴重影響個人生活。

　　服用止痛藥常是人們解除頭痛的方式，因為止痛藥雖不一定都有效，卻能快速抑制疼痛感，讓頭痛得到舒緩，但是止痛藥吃多了，不但會加重肝和腎的負擔，而且還會有依賴性，讓人越吃越重。所以如非必要，治頭痛還是以不傷身的方法為先。

　　中醫的穴位按摩，其實是最簡便的緩解頭痛方式，而且容易上手；一些中藥茶飲及花草茶也是不錯的選擇；能活絡筋骨的簡易伸展操，不但可消除疲勞，也能達到預防頭痛的效果。更重要的是，在日常生活習慣和飲食的改善，才能預防頭痛，讓疾病不找上你。

　　很高興看到高寶書版出版《99%的頭痛不需要止痛藥》，讓一般大眾知道解除頭痛，除了止痛藥，還有其他更健康的方法，並告訴讀者正確的頭痛預防保健觀念。希望大家在讀完這本書後，別再只是依賴止痛藥，而是用對自己身體最健康的方式來紓解病痛。

目錄
Contents

4 從頭到腳，頭痛穴位按摩

5 頭痛Q&A

不管是一般的頭痛或偏頭痛，只要一發作總是讓人難以忍受，卻又無法找到良方根治。其實，想要「不頭痛」並不難，只要了解頭痛的根本成因，不用依賴止痛藥，也能快速的舒緩令人不適的疼痛。

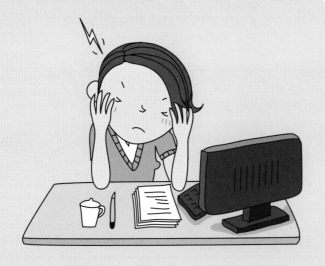

1

如影隨形的惱人頭痛

這是一般人常會發生的經驗，一早起床便因為前晚失眠，造成腦袋昏沈、頭痛不已；或是在電腦前專心公務時，突然一陣尖銳鑽刺的頭痛，讓你無法繼續手邊工作……。

除了感冒之外，頭痛大概是現代人最常見的日常疾病，但是感冒三兩天就能痊癒，而頭痛常常來得突然，卻揮之不去，無法根治，更嚴重的是，它會打亂日常生活的規律，真的是上班族最傷腦筋的病痛。

惱人的頭痛，從何而來？

我們的頭部確實也會因為種種因素，產生讓人難以忍受的具體痛覺。一般來說，我們往往把頭痛視為一種單純的生理反應；例如，睡眠太少、過於疲累的時候，頭痛往往隨之上身。可是，或許也常常頭痛的你，真的了解你的頭痛是在「痛什麼」嗎？如果照俗諺常說的「頭痛不是病」，那麼，它算是什麼「毛病」呢？

頭痛，即「頭部產生的疼痛」

首先，關於「頭痛」在字面上顧名思義，就是「頭部產生的疼痛」。只是頭部的範圍雖包括臉部（顏面）；但

是平常我們談論頭痛時，所指的是五官之外的地方；包括了額頭、太陽穴、頭皮、耳後、後頸髮際線範圍之內。

但很有趣的是，尋常的頭痛未必和人體頂端最重要的中樞——大腦，有直接的關係。舉例來說，大腦雖然掌控人體所有思想與行為，但是在大腦組織本身並不會感受到痛覺。因此，真正的「腦組織受損」是不會引起頭痛，會造成頭痛的，往往與神經息息相關。例如，當腦血管、腦膜、腦骨膜及肩頸肌肉等處的神經元末梢受到刺激時，便會產生痛覺；當然，外力造成的頭部撞擊與後續刺激，也會使我們陷入頭痛困境。

關於頭痛的分類，在坊間有各式各樣的說法，但醫界的嚴格定義則是依據國際頭痛學會（HIS）的分法，以頭痛的發病源，分做三大類：

● **原發性頭痛**：意即純粹的頭部疼痛，沒有其他的致病成因，有90%的頭痛都屬於此類。這類頭痛的真正病因較難確定，一般而言，多為精神壓力所引起的頭痛。常見的偏頭痛就是這一類型的頭痛。

1

如影隨形的惱人頭痛

● 次發性頭痛：意即由其他原因所引起的頭痛，需治療引起頭痛之原因，方能解除疼痛。這類頭痛的主因通常是頭部、頸部、顏面等的外傷或疾病，造成頭部的不適或疼痛，最常見的就是高血壓及相關的腦血管疾病。這一類的頭痛多發生在五十歲以上的中老年人，所以五十歲以上、有心血管疾病史的中老年人，須特別留心自己的頭痛症狀是否為次發性頭痛，因為這類頭痛有可能是重大腦部疾病的先兆。

● 顱神經、中樞性和原發性顏面痛及其他頭痛：就是和顱神經痛及中樞性疾病相關的顏面疼痛。

頭痛的成因有哪些？

頭痛其實是非常生活化的生理病徵，與其把它定位成疾病，不如說它是一個體內自我防禦機制的警鈴。像生理上因為肌肉僵硬、疲勞所引起的頭痛，其實是在反應身體的機能；而心理上造成的緊張性頭痛，無非是壓力指數的警示。

一般而論，頭痛的成因可分為以下幾項：

● 生理上的不適

因為姿勢不良、肌肉緊繃，所導致的頭痛；或因為失眠、吃錯食物、作息與生理時鐘變化所產生的相關問題。

● 心理層的壓力

　　因為工作、家庭、學業、生活或是個人價值觀不同，所產生的心理與精神壓力，進而引起頭痛。

● 環境因素影響

　　所處的環境過冷或過熱，以及空氣中是否有刺鼻物（香水、菸味、裝潢塗料等）；甚至空間太亮或者太暗所造成的疲勞，都會引發頭痛。

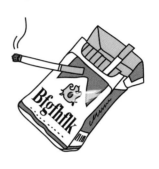

● 外部挫傷導致

　　當頭部經歷了撞擊等外傷之後，所留下的後續疼痛後遺症。

● 其他身體病變

　　包括：非血管顱內異常（頭顱內壓力改變造成血液積聚）、腦瘤、腦水腫、硬膜下血腫；血壓過高、腦動脈瘤、腦出血；鼻竇炎、腦膜炎、新陳代謝異常、眼睛疲勞或重度眼疾，以及顎關節咬合不正等等因素，都會引起頭痛。

　　頭痛之所以被輕忽，就是因為它往往屬於「可忍耐範圍」的不適，但是，如果是常態性、續發性地產生劇烈頭痛，或者不同於以往的嚴重突發性疼痛，就可能代表頭痛的背後有更深一層的病變問題，不應等閒視之。

認識不同類型的頭痛

頭痛的國際醫學分類

頭痛在大多數人的基本認知中，往往只是把它視為一種「不適狀態」，一般人頂多就疼痛部位辨視出是否為偏頭痛或是一般頭痛；然而，在國際頭痛學會有其嚴謹的「國際頭痛疾病分類」（International Classification of Headache Disorders），把頭痛列出十四項：

● 原發性頭痛：

（1）偏頭痛

（2）緊縮型頭痛

（3）叢發性頭痛與其他三叉自主神經痛

（4）其他原發性頭痛（因吃冰、運動、咳嗽等其他因素引起之頭痛。）

● 次發性頭痛：

（5）歸因於頭部和／或頸部外傷之頭痛

（6）歸因於顱部或頸部血管疾病之頭痛（腦栓塞、腦出血、蜘蛛網膜下腔出血、靜脈血栓等）

（7）歸因於非血管顱內疾病之頭痛（腦脊髓炎、腦瘤等）

（8）歸因於物質（食物、藥物、其他化學物質），或藥物引起、戒斷（戒酒、戒咖啡因）之頭痛

（9）歸因於感染之頭痛（顱內或全身性感染，如腦膜炎、
流行性感冒）

（10）歸因體內環境穩定失調之頭痛

（11）歸因顱部、頸、眼、耳、鼻、鼻竇、牙、口，或其
他面部或顱部結構疾患之頭痛或顏面痛（如顎關
節、鼻竇炎）

（12）歸因於精神疾病之頭痛

● 顱神經、中樞性和原發性顏面痛及其他頭痛：

（13）歸因於顱神經痛和中樞性顏面痛等

（14）歸因於其他之頭痛、顱部神經痛、中樞性或原發性
顏面痛

最常見的頭痛：緊縮型頭痛

　　緊縮型頭痛是成年人中常見的頭痛類型，患者以女性
為主，輕者在緊張或憂鬱時才會發生；但慢性緊縮型頭痛
患者，疼痛症狀可能持續數日甚至數周。痛感呈現通常為
兩側頭部都感受得到，有持續性，發作於後腦或額頭，是
帶有緊縮感的壓迫性疼痛，可能會伴隨輕度頭暈、視線模
糊或耳鳴。

　　心情緊張、憂慮都可能會誘發緊縮型頭痛，也與心理
壓力、焦慮、抑鬱、肌肉緊張與精神因素、濫用止痛藥物

等有關。病程較長，可持續數十年，常反覆發作不易根治。頭痛期間患者的日常生活不受影響，但可以感受到明顯的疼痛部位，或者也會因為肌肉觸壓而感覺到疼痛加劇，或是拉扯頭髮時也會引起痛感，並伴隨肩頸肌肉僵硬的困擾。

一般將其分為兩類。

● 陣發性緊縮型頭痛：

（1）至少有十次發作符合以下的標準。

（2）頭痛天數<180天/年（<15天/月）；

（3）頭痛持續三十分鐘至七小時；

（4）頭痛至少有以下兩項特點：

　　‧壓迫和／或緊束感（非搏動性）。

　　‧輕或中度。

　　‧雙側性。

　　‧行走樓梯或類似的日常活動，頭痛並不加重。

　　‧無嘔吐、噁心，會畏光或怕吵，但不並存。

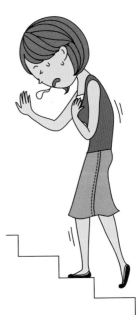

● 慢性緊縮型頭痛：

（1）六個月內平均頭痛天數≧180天／年（≧15天／
　　　月）；

（2）頭痛至少有以下兩項特點：

　　　‧壓迫和／或緊束感（非搏動性）。

　　　‧輕或中度。

　　　‧雙側性。

　　　‧行走樓梯或類似的日常活動，頭痛並不會加重，

　　　‧無噁心，會畏光或怕吵。

上班族的大困擾：偏頭痛

　　偏頭痛是一種十分特殊的頭痛，特徵包括了伴隨頭痛所出現的症狀；例如：反胃、嘔吐、畏光與怕吵。雖然一般人皆認為偏頭痛是最常見的頭痛，但是在國際頭痛疾病的分類裡，偏頭痛是有較嚴格的界定，其診斷必須是至少要有五次以上的頭痛，符合以下幾項標準：

（1）頭痛發作持續四到七十二小時。

（2）至少有以下兩種頭痛特徵：

　　　‧痛感僅限於頭部某側。

　　　‧有搏動性的疼痛。

　　　‧疼痛程度從中度到重度。

・日常身體活動會使痛感加劇。

（3）至少要伴隨以下一種症狀：

　　・反胃、嘔吐，或兩者都有。

　　・異常畏光和怕吵。

　　典型的偏頭痛又稱為「有預兆型偏頭痛」，多與家族病史相關，通常青春期就開始發病。特點是頭痛發作之前的預兆症狀，例如：眼前出現閃光幻覺、眼前發黑，或視覺上物體放大、縮小、形狀改變等視覺性預兆；也有可能是四肢、顏面局部產生麻木感，以及某一側的身體感覺變鈍的異常感覺預兆。

　　另一種偏頭痛則是單純性的偏頭痛，又稱做「無預兆型偏頭痛」，大部分的偏頭痛都屬於這一型，剛開始時是輕微頭痛，然後痛感逐漸增強，可持續四到七十二小時不等。徵狀包括：搏動、抽痛、鑽痛及壓痛等。

　　誘發偏頭痛的主因是什麼，至今並無顯著答案，諸如遺傳、壓力、勞動疲憊、飲食和情緒，以及氣候變化等都可能是誘因；而且未必是單項原因促成，因此在預防與根治上較有難度。

偏頭痛的四個發作階段

◆前驅期

60%的偏頭痛患者會有前驅預兆產生；這一階段可能包括：情緒變化、疲勞、專注力低落、嗜睡、肩頸肌肉變得僵硬等，可能持續數小時或一至兩天。

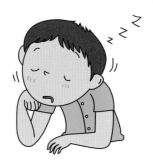

◆預兆期

眼前開始有閃光、光圈等情況，通常維持五到二十分鐘，很少超過一小時，是頭痛即將發生的預告；除了視覺光影之外，也有人會感到臉部麻痛或其他肢體徵兆。

◆疼痛期

開始產生單邊抽搐性疼痛，強度可能強至中度甚至嚴重頭痛；從開始到消退至少四小時左右。患者往往同時會感到視力模糊、胸悶、需要安靜黑暗的地方靜養。

◆結束期

痛感開始減緩，但整個人感到疲倦、情緒低落、食慾不振，需要休息。

叢發性頭痛

叢發性頭痛有別於一般疼痛，好發於男性，研究顯示男性得到叢發性頭痛的比率高出女性五倍；且發病高峰期是二十七歲。叢發性頭痛是一種非常劇烈的疼痛，發作數分鐘內就會讓人感到非常難以忍受，彷彿非得了結生命才能得到解脫；因此，叢發性頭痛又名「自殺性頭痛」。

當叢發性頭痛發作時，疼痛通常會集中在頭部一側的眼窩後方與周圍，甚至延伸到頸部，並伴隨眼睛發紅、流眼淚，鼻塞或流鼻水等症狀。疼痛的部位多為固定，但也有少部分案例表示痛點會移動。

叢發性頭痛的發生與消失往往很突然，但有週期性可推敲；一年約發作一、二次，每次持續二至三個月不等，這段期間稱為「叢發期」。在台灣約是每年三月、十一月、二月分等季節冷熱交替的時候；發作頻率可能是兩天一次，甚至一天八次；且晚上發作機率高過白天，並且會於固定時間發作，痛覺約維持十五分至三小時。

會引起叢發性頭痛的原因，推測是因為視丘控制生理時鐘與疼痛的機制失常，因而引起頭痛。誘發原因不明，且較不似其他原發性頭痛，與荷爾蒙、飲食或壓力有直接關聯。

由於叢發性頭痛發作期還算固定、可以掌握，如果透過頭痛日誌進行記錄，便可適時服用藥物做預防；然而，叢發期必須避免飲酒，否則導致病痛立即發生，另外，狹心症患者所使用之擴張藥「硝化甘油」也會誘發疼痛，患者不可不慎。

藥物性頭痛

過去許多人對藥物抱持「有病治病，沒病強身」的錯誤觀念，然而，濫用止痛藥可能導致反彈性頭痛，即「藥物性頭痛」意指身體適應藥物而引起的復發性頭痛。

用藥過量會影響自我知覺，干擾腦部對疼痛的感覺與反應。因此，當藥效減退時，大腦會搬出存留疼痛訊息，讓頭痛再度發作，使人再次服藥陷入惡性循環。另外，身體也可能對高濃度的藥物產生抗藥性，使服藥劑量不知不覺越來越高，進而造成藥物依賴，產生上癮症狀。

濫用藥物引起的頭痛幾乎每天發作，通常持續一整天；發作的嚴重程度、持續時間，和疼痛部位可能不同。

可能輕微頭痛與嚴重疼痛的感覺交錯，尤其是藥效剛開始減弱時。當我們稍微勞動或用腦時，藥物性頭痛還可能會而引發噁心、不安、焦慮、無法集中精神和憂鬱等症狀；對偏頭痛患者，藥物所產生的反彈性頭痛可能類似長時間的嚴重偏頭痛。

可能造成藥物性頭痛的藥物有哪些？

　　內含咖啡因、阿斯匹靈和乙醯胺酚的鎮痛合併藥劑；特別研發用來治療偏頭痛的藥物，包括：不同的翠普登和麥角胺；來自鴉片或鴉片化合物的止痛劑，包括：可待因與乙醯胺酚。

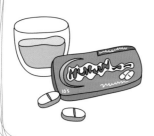

　　其實，任何標榜能夠「即刻」中止頭痛的藥物，都可能導致藥物性頭痛，例如坊間大家常用的阿斯匹靈、乙醯胺酚（普拿疼）和異丁苯丙酸（莫痛寧）。

慢性每日頭痛

專家定義慢性每日頭痛為**「每個月發作超過十五天；平均每天頭痛時間超過四小時」**。造成慢性每日頭痛的因素，也可能是與藥物、情緒、疾病感染、頭部外傷等多重因素複合產生。

常見「慢性偏頭痛」和「慢性緊縮型頭痛」兩種。慢性偏頭痛以女性患者居多，一般症狀是過去曾有偶發性偏頭痛病史，但近期次數變多，然而原本屬於偏頭痛的嘔吐、噁心，畏光或怕吵等症狀卻消失或減少。患者多半會有止痛藥使用過度的問題。

而慢性緊縮型頭痛在前文有提到，此類患者多為年長者，主要是由叢發型頭痛演變而來，容易發生在午後與疲倦時。

冰淇淋頭痛

快速進食冰冷食物時，食物觸及上顎或大口吞嚥時產生的頭痛，痛感約在十秒內出現，至多持續二十秒；冰淇淋頭痛是

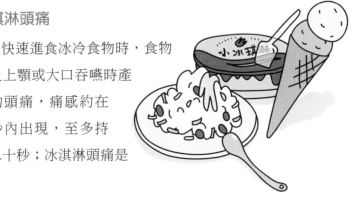

口腔黏膜或鼻竇毛細血管，受到忽冷忽熱的影響，急速擴張又收縮後，經由上顎的疼痛感受器，並透三叉神經傳回訊息到大腦，引起頭痛。

冰淇淋頭痛的位置主要在額頭中央，也有時會發作在太陽穴或眼窩後方。冰淇淋頭痛除了會因為吃冰冷食物發生，當人體感受到高度溫差時，也容易引起；例如從很熱的地方走進冷氣房，或者運動後飲用冰水。

其實，冰淇淋頭痛就是人體適應溫差時的一種警訊，透過簡單的按摩即可緩解，不必動用藥物。

運動性頭痛

在運動時或是運動後所發生的頭痛；常見發生於跑步、划船、網球、游泳和舉重等運動，可分為原發性和次發性。原發性運動頭痛的原因不明，可能是激烈運動導致顱內血管擴張；次發性運動頭痛的

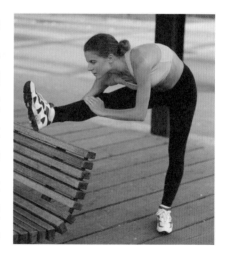

原因，包括了蜘蛛膜下出血、腦瘤、腦脊髓液阻塞、心臟缺血、鼻竇炎等等。

運動性頭痛的患者比例不高，大約只有1%的人曾經有過運動性頭痛，且大部分是無礙的；典型的原發性運動頭痛大約持續五分鐘到四十八小時；次發性運動頭痛通常持續一天到好幾天，並伴隨嘔吐、視力模湖、頸部僵硬等症狀。

原發性運動頭痛可以用藥物來預防和治療，次發性運動頭痛則必須治療其原因，此外，運動頭痛也比較常發生在氣溫高或高海拔的地方，或者自身與家族有偏頭痛病史的人，較容易發生。

宿醉型頭痛

宿醉型頭痛顧名思義是因為飲酒所造成的頭痛，主要是指飲酒後七十二時內產生的頭痛；另外，也有人對酒精敏感，因此一接觸酒精就產生頭痛現象，稱為「立即型頭痛」。引發宿醉型頭痛的因素可能與酒精中毒有關，也可能因為飲酒及其代謝產生的乙醛降低腦部血液流量，使腦組織缺血、缺氧，從而使大腦局部代謝產物如乳酸、氫離子、前列腺素等物質殘留，導致腦血管擴張，引起頭痛。

與睡眠相關的頭痛

很多人會透過睡眠來舒緩頭痛症狀，然而，部分頭痛卻會在睡眠中產生，或者與睡眠息息相關；例如「睡眠呼吸中止症候群」，睡覺時呼吸短暫或間歇性停止，進而造成早上起床後頭痛。「血管性頭痛」發作於頭部單側的抽痛，如偏頭痛；可能是失眠或失眠藥物所引起。「緊縮型頭痛」壓迫

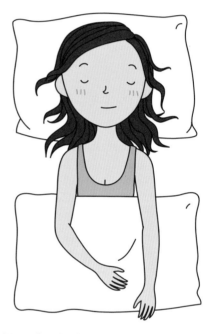

式頭痛，會讓人清晨時痛醒，透過規律和充足的睡眠有助改善。

另外，存在於六十歲以上患者之間的「睡眠頭痛」，常使患者在入睡後數小時內痛醒，並且在醒來後持續十五分鐘以上、甚至長達數小時的不適感；十分影響睡眠品質，但原因不明，必須配合藥物治療或者服用鋰鹽預防。

頭痛與中風、腦瘤、腦癌有沒有關聯？

頭痛的成因有多數是因為腦內血管異常所引起，而中風、腦瘤、腦癌的病變周期，確實可能造成腦內血管異常，引起頭痛；因此，我們可以說，頭痛是重大腦部病變發生後，必然產生的症狀之一，但未必是一般人所誤會的相對性因果關係，因此，除了上述突發性劇烈頭痛，患者不須過於擔憂。

頭痛該看哪一科？

頭痛需要看醫生嗎？

頭痛常常扮演著「警訊」的角色，提醒我們應該調節身心狀態。一般而言，會使人想去看醫生的頭痛，通常是因為擔心其他腦部病變，或者頭痛的頻率與強度已經影響到了正常作息。如果是不常發生、並不劇烈，透過休養與服藥就會舒緩的頭痛，不需要太過擔憂，未必要急於就診，然而，若你曾有以下情況，則建議盡快就醫：

- 每週發生三次或更多次的頭痛。
- 幾乎每天都得服用止痛藥、減緩頭痛。

- 必須服用比指示劑量更高量的藥物，才能減緩頭痛。

  除了上述基本檢視，以下任一症狀發生時，建議即刻就醫：

- 頭痛惡化，沒有消退。
- 突然產生的劇痛，比起之前頭痛更強烈的痛感。
- 頭痛嚴重性、持續時間和發作頻率明顯增加。
- 以往很少頭痛，但是近期頭痛發生次數頻繁。
- 咳嗽、運動、扭傷或其他突然的動作所引起的頭痛。
- 不同於以往的新頭痛模式，或在五十歲後才產生的頭痛。
- 頭痛合併眼睛或耳朵、頸部僵硬等其他不適。

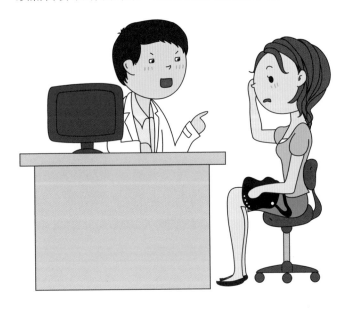

與頭痛相關的重大疾病

病名	頭痛扮演的角色	說明
腦瘤	發病前的早期症狀，頭痛狀態可能因瘤的部位而產生差異。	有時從早上的頭痛開始，持續幾星期或幾個月，且越來越嚴重。然而，頭痛只是腦瘤症狀之一，未必是因腦瘤引起。
腦水腫	伴隨噁心、視力問題，以及平衡和反應遲鈍呆滯等問題。	腦內腦脊髓液阻滯，有導致緊急併發症的風險；頭痛是其中一項反應。
硬膜下血腫	失去意識、頭痛、四肢無力或麻痺、口齒不清或無法言語、噁心嘔吐、嗜睡。	頭部外傷造成血管裂傷，使血液在包覆腦部的硬膜下積聚。有時老年人未經外傷也會產生本病變；硬膜下血腫塊過大可能會造成腦部損壞。
高血壓	高血壓患者初期，常覺得早晨醒來後後腦勺會有鈍痛感。	血壓升高時，患者亦會感受到因血管擴張引起的顯著頭痛。

續下頁

1

如影隨形的惱人頭痛

病名	頭痛扮演的角色	說明
腦部動脈瘤和腦出血	動脈瘤會因外傷及血管異常或高血壓產生破裂，引發突然且強烈的頭痛。	有如晴天霹靂般的疼痛是動脈瘤破裂的典型症狀；另伴隨四肢無力或麻痺、口齒不清或無法言語、呆滯、痙攣、意識模糊與昏厥等。
顱內動脈炎	頭痛、下頜痛、視力模糊或複視。	發炎使血管受損，尤其是通往腦部的動脈；好發於老年人。

頭痛應該看哪一科？

一般人在發生頭痛不適，會以家醫科或內科作為優先選擇，其實，更適合的就診科別是「神經內科」；若是十五歲以下的兒童，則可先於小兒科問診，現在也有「小兒神經科」可以提供專業的服務。

神經內科是與頭痛研究相當密切的科別；對於頭痛的分類與神經學檢查較有經驗，並能協助長時間的追蹤與治療，若需要與精神科會診、動手術、進行復健治療，神經內科的醫師也能供相關的諮詢與協助。

「神經內科」與「神經外科」的差異比較

科別	（腦）神經內科	（腦）神經外科
主治範圍	急慢性頭痛、頭暈、癲癇、中風、各種神經痛、眩暈、意識障礙、步調不穩、眼球運動障礙、顏面神經麻痺、肌痛症、手腳麻木無力、腦炎、三叉神經痛、半邊顏面攣縮。	頭部外傷、腦瘤、腦梗塞、高壓腦出血、腦動脈破裂、腦血管動脈瘤、腦動脈畸形、三叉神經痛、半邊顏面神經痙攣。

頭痛就診會做的檢查

頭痛病人就診時，會進行「神經學檢查」和「基本身體檢查」；如有較嚴重、複雜的問題，則另安排進階檢查：

● 神經學檢查

由神經科醫師進行的頭痛初步檢查；包括反射檢查、智能評估、眼底鏡、十二對顱神經、步態及平衡功能檢查、運動、感覺系統等，可檢測出多種神經系統疾病，或是腦內是否有異物。

● 基本身體檢查

包括測量脈搏、血壓、體溫，確認有無水腫，並進行生化檢查、血液檢查、尿液檢查等，目的是確認病患是否因為其他疾病所引起頭痛。

● 進階檢查

・X光檢查

當頭痛源可能在頸部或有頭部外傷時，X光檢查可以確認顱骨是否有變形、缺損、增厚，或是頭部是否有異常鈣化點或正常鈣化點偏移等現象。

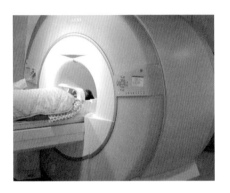

・頭部電腦斷層檢查（簡稱CT）

本檢查可確認腦部是否有腫瘤、感染、出血等情況，對於蜘蛛網膜下出血、腦內出血及腦瘤診斷很有效；鼻竇疾病可藉此發現，也能判斷出腦瘤的大小、位置及形狀。

・核磁共振造影（簡稱MRI）

懷疑是否中風、腫瘤、感染或其他中樞神經系統的疾

病可藉此發現，並找出微小的病灶；利用磁波檢視腦部各種切面、可清晰地看出腦部、腦神經及腦血管的關係，也可清楚看出腦瘤的細緻結構，以利診斷治療。

如何在門診與醫師快速溝通？

頭痛的成因很複雜，除了透過基本檢測，個人身心狀況與其他生活細節的情報，對診斷也有相當的幫助；因此，最好於就診之前，就做好資料準備，以利醫師進行診斷。如果有記錄頭痛日誌，可提供給醫師作參考，若是突發性的頭痛，則建議盡量詳述以下四大情況：

● 具體形容頭痛感覺與狀態

頭痛發生的時間、地點、從開始痛到減緩與消失，大約過了多久時間？頭痛的切確部位是哪裡？在頭痛時的感覺是什麼？刺痛？鈍痛？還是一陣一陣的抽痛？

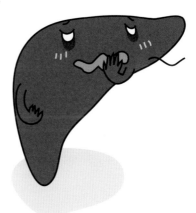

● 報告生活習慣與工作近況

　　在頭痛發生前，是否有工作或生活上的變化？另外，個人是否有飲酒與抽菸的習慣？一般作息如何？每周熬夜次數？工作壓力指數？在人際與情感關係上，是不是近期出現了重大變動？（例如親人逝世或情人分手）。

● 確認是否有相關家族病史

　　據統計，父母其中一人如有偏頭痛病史，孩子發生偏頭痛的機率是46%；如果兩人都有病史，遺傳性偏頭痛的機率則提高至66%。因此，當發生頭痛或偏頭痛症狀時，應盡可能向父母或家中其他長輩確認，是否為家族病史，並提報給醫師做為診斷參考。

● 近期的用藥與其他就診記錄

　　在頭痛發生之前，是否因為感冒、牙痛或其他因素曾就醫，並且有服用藥物？最好把診斷報告以及藥物資料一併帶至門診，請醫師做判斷是否為頭痛誘因。

頭痛是無法避免的，但可以預防；只要平日在生活作息、飲食習慣和休閒活動中，少些甜食、多些蔬果，不熬夜、多運動，頭痛就不會經常找上門。

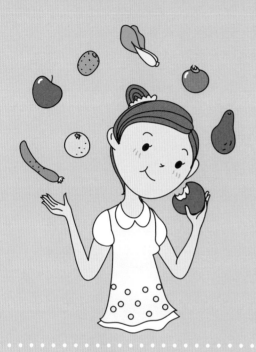

2

頭痛的日常預防

頭痛最令人討厭的是，它總是毫無預警地說來就來，發作起來，我們手邊的工作、預定的計畫，身心狀態都會受到影響。其實大家都忽視了預防保健的重要性，若是能夠事先預防，頭痛所引起的不適和干擾就能降到最低，甚至可以讓頭痛不再找上你。

小心！生活中會引起頭痛的壞習慣

有時，招來頭痛這個狠角色是我們自找的，因為很多時候頭痛的成因，常常是我們自身對生活作息與飲食習慣的輕忽怠慢。因此，當頭痛找上門，我們該做的不只是積極紓解頭痛症狀，或是把治療寄託於醫院，更應該從生活中找出病因，認真改善。

習慣性熬夜

現代社會由於科技發達，不再是過去那種仰賴自然光源的「日出而做，日落而息」生活。卻也因此讓「夜生活」變得豐富多彩，人們上床睡覺的時間越來越晚，甚至是徹夜不眠，壓縮了正常的睡眠時間。殊不知，不論是工作加班或夜生活享樂，熬夜都會擾亂生理時鐘，使腦神經長期處於興奮狀態，造成腦血管擴張，引發頻繁的頭痛。

長時間觀看螢幕

現代人生活在3C產品充斥的世界，電視、電腦，加上讓人人成為「低頭族」的智慧型手機，生活看似變充實了，卻也讓我們消耗太多時間在聲光效果迷人的大小螢幕上。醫界已有研究指出，過度長時間地觀看螢幕，容易引起視神經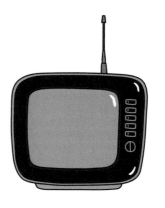疲勞及精神耗弱；而且，長時間坐在桌前打電腦，也容易因坐姿不良、螢幕角度、辦公桌高度等問題，造成肌肉痠痛、緊繃，這些因素都容易引發頭痛。

睡眠品質不良

週一到週五熬夜工作，到了週末時就睡到中午以後才起床，來個徹底「補眠」，這是台灣許多忙碌上班族的生活寫照，殊不知這其實是「越補越大洞」的頭痛成因。穩定的睡眠時間與良好的睡眠品質，是安定神經、避免頭痛與偏頭痛必要的條件；睡得太多或太少都容易帶來不良影響。另外，很多人以為自己睡足了8小時，就能補足精氣神，卻搞不懂為何頭痛還來糾纏，其實這樣的觀念是錯誤

的。因為每個人生理時鐘機制不同，未必人人都是以八小時為最佳睡眠標準，而且太晚睡或睡前看電視、電腦、玩手機，造成情緒穩定時間往後延，也會影響睡眠品質。

同時睡眠環境的條件也很重要，不管是臥房的光線、濕度、溫度、枕頭高度，乃至寢具質地，都會影響睡眠品質。因此，睡眠的充足是重質不重量的。

姿勢不良

日常生活中習慣彎腰駝背，或是長時間坐靠的椅子高度、硬度不當時，都容易造成肌肉緊繃、增加肩膀的負擔，引發頭痛；另外，站姿不正、背不挺直、喜歡站三七步等等，也會影響我們的脊椎，無形之中造成因肌肉僵硬所產生的頭痛。

「宅」過頭，欠缺社交與運動

現代人生活便利，往往上班對著電腦工作，下班靠電腦休閒，自從有了Facebook等社群軟體後，好處是不管身處多遠，都能第一時間聯繫；壞處也是就算你們住在隔壁，卻也連起身過去說句話都懶得，人人都成了活在自己世界裡的「宅男宅女」。然而，太「宅」的情況卻會使人因

為缺乏運動、鮮少曬到陽光，使得生理機能下降，引起疾病。另外，在社交活動低落、自我封閉的情況下，忙碌的現代人往往也讓自己累積了更多的壓力，慢慢地就形成了頭痛而不自知。

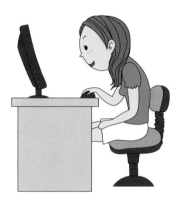

頭痛的情緒管理不容忽視

常言：「生理影響心理。」人的身心狀態本來就會互相影響；因此，當我們因為頭痛產生不適，就很容易顯得暴躁、不安、缺乏耐心，甚至負面情緒加重。有時候，難免會遷怒共事的工作伙伴，或者間接影響家人的心情，然而，在這樣的情況發生後，伴隨而來的卻是愧疚與挫折感，並形成精神壓力與頭痛之間的惡性循環。

因此，建議大家抱持開放性溝通的態度，不要刻意隱瞞病況，以便親友對你的不適產生同理心，進而給予協助。另外，針對工作環境的調整，建議也可向主管與團隊伙伴報備，並請求協助；例如更換坐位，遠離過於低溫、噪音、香水味等容易誘發頭痛的因素。

　　現代上班族工作壓力大、多外食，忙起來常常咖啡一杯接著一杯下肚。等工作告一段落時，更免不了呼朋引伴前往燒烤店、麻辣鍋店「吃頓好料」，好好慰勞自己的辛勞。這樣的生活模式，你是不是也很熟悉呢？殊不知，你的頭痛問題可能就是這樣「病從口入」！如果希望真正戒斷「頭痛」這個老毛病，以下的容易引發頭痛的飲食習慣請務必留意。

過分油膩、重口味的飲食

　　當人體血液中的膽固醇、三酸甘油酯、低密度脂蛋白膽固醇升高，或高密度脂蛋白降低時，就會引發「高血脂」；而有高血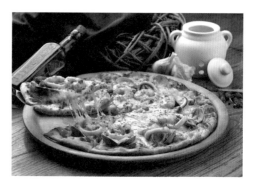脂病史的人，格外容易因過於油膩或鹹辣等高熱量食物，造成血管供血量不足，引發頭痛與不適。另外，重口味食物也容易消耗體內的維生素B群與水分，造成口乾舌燥、火氣大，誘發壓力型頭痛。

充滿人工添加物的飲食

有些人吃到太多味精會頭痛，這是因為神經細胞上有一種「氨酸」接受體，而味精的主成份穀氨酸鈉鹽會黏在穀氨酸接受體上，開啟一個鈣通道，令大量的鈣湧入細胞，造成神經細胞含鈣量過度，引起損傷造成頭痛。

代糖「阿斯巴甜（Aspartame）」也會刺激或干擾神經末梢，增加肌肉緊張而引發偏頭疼；因此內含代糖的汽水與糖果都應該盡量避免。另外，常見於培根、燻肉、香腸等肉類加工品的添加物「亞硝酸鹽」，也容易引發頭痛。

過量的咖啡因與酒精

咖啡因易刺激神經系統，影響睡眠品質，當人體睡眠

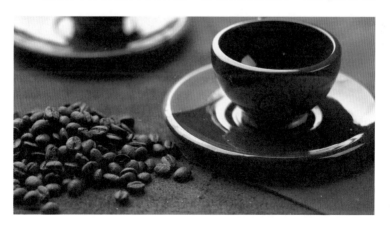

不足時，就容易造成頭痛；且咖啡因會刺激胃酸分泌，使血管緊縮，都容易引起頭痛。而任何酒精類的飲料都對神經有相當的刺激性，且酒精代謝後會產生「乙醛」，造成血管擴張引發頭痛。

此外，一般被人視為「好酒」的紅酒，雖然健康有益，其所含「白藜蘆醇（resveratrol）」或「類黃酮（flavonoids）」等成分有助對抗肺癌，但是，紅酒釀造過程自然產生的一些生物胺，也會讓部分的人引起頭痛。

留意食物中的酪胺酸

酪胺酸是一種氨基酸，醫界研究它是造成血管痙攣的誘因之一，攝取過量容易導致偏頭痛。因此，曾有偏頭痛病史的人，請在飲食清單中盡量避免酪胺酸含量較多的食物，例如：起司、蕃茄、牛奶、柑橘類、巧克力、酒精類、發酵過久的醃漬物等食品。

避免甜食與碳酸飲料

許多人，尤其是女性，總認為甜食可以舒壓，這也許是因為享用甜品在口感和心靈上，能帶來短暫的愉悅和滿足感，使心情得到短時間的放鬆，然而甜食如：蛋糕、麵

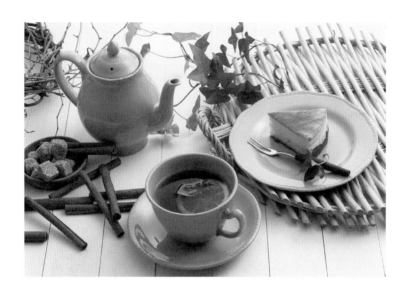

包、冰淇淋、巧克力等，多為精緻醣類食物，食用後較容易造成血糖不穩定，反而會引起情緒焦慮與頭痛。還有，可樂、汽水等碳酸飲料，其中所含的硝酸鹽，也容易影響體內的鐵質與鈣質吸收，並且加速維生素B群消耗，這幾項營養素的缺乏，同樣會使頭痛更加嚴重。

頭痛，你可能缺乏這些營養素

上班族為求方便迅速，常常以麵包果腹，卻在不知不覺之下，吃了太多碳水化合物，吃胖了身材，卻不一定補到營養。其實，天然食物中的維生素C、維生素B群、維生

素E與鎂、鈣等成分，都和頭痛息息相關，當我們體內營養失衡時，頭痛就很容易找上門。

營養均衡乃健康之本，如果你始終有頭痛揮之不去的困擾，或許你在營養素的攝取上仍有不足，不妨對照以下列表，從食物或優質保健食品做補充！

營養素	缺乏時與頭痛相關成因	應攝取之食物
維生素B群	維生素B群可促進乳酸、丙酮酸物質的代謝；消除疲勞，並可調節神經系統，避免頭痛發生。	五穀雜糧、肝臟、瘦肉、堅果、深綠色蔬菜及水果、蛋黃等。
維生素C	維生素C可以強化對壓力的承受力，幫助鐵質吸收，舒緩壓力、感冒、貧血引起的頭痛。	葡萄柚、柿子、木瓜、櫻桃、花椰菜、甜椒、香菜、綠豆芽等。
維生素E	抑制脂質過氧化，延緩細胞因氧化作用而老化，避免遭受自由基攻擊；維生素E可維持紅血球完整與穩定，預防因貧血造成的頭痛。	肝臟、菠菜、油菜、胡蘿蔔、糙米、胚芽米、芝麻、杏仁、核桃、酪梨、蘋果、香蕉、葵花油、小麥胚芽油等。

營養素	缺乏時與頭痛相關成因	應攝取之食物
鈣	鈣可以增強神經傳導，穩定情緒緩和焦躁，改善失眠並減緩頭痛。	小魚乾、沙丁魚、蝦皮、乳製品、黑芝麻、黃豆製品等。
鎂	腦部的活動，神經、肌肉都需要鎂參與運作；鎂有緩和焦躁情緒、穩定精神的作用，對緊張與壓力型的頭痛有幫助。	葵瓜子、花生、杏仁、乾海帶、可可、南瓜子、西瓜子、白芝麻、黑芝麻等。 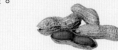
鐵	鐵是血紅素主要成分，缺鐵會產生貧血症狀；當人體紅血球與血紅蛋白量太低，體內缺氧就容易產生疲勞、食慾不振、無力感、頭痛等現象。	紫菜、花生、芝麻、腰果、雞蛋、麥芽、胚芽米、蕎麥、燕麥、深綠色蔬菜等。

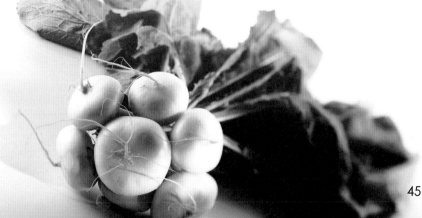

頭痛時，什麼東西不能吃？

　　每個人頭痛的誘因不同，所以對症上應避免的事物也有差別。然而，共通的概念是，頭痛必然是身體失衡所發出的警訊，因此，除了服藥及調整心情之外，供給人體能量的飲食內容，也是需要詳加檢視的；往往我們的頭痛好不了，可能就是該補充的營養沒補充，反而食用了過多對人體有負擔的食物。

　　一般而言，在中醫的觀點而言，當人處於病中，比較需要忌吃「生冷」性質的食物，以避免體內消耗太多能量。除了冰品與冰涼的飲料，性質屬寒的食材也應斟酌食用；例如：性寒水果包括西瓜、水梨、椰子等；性寒蔬菜為白蘿蔔、大白菜、苦瓜、黃瓜、冬瓜等；性寒海鮮則為螺類、蛤蚌類、蟹與章魚等。

　　以上這些食物，當我們已有頭痛病徵出現時，應該盡量避免。另外，生病期間可能胃口不好，又懶得出門，很多人會隨便以泡麵果腹，卻不知道泡麵裡大量的添加物與味精成分，卻會令我們頭痛的情況更加嚴重。

99%
的頭痛不需要止痛藥

誘發頭痛的可疑食物一覽

可疑食物類型	品項
乳製品類	牛奶、羊奶、起司製品;含起司蛋糕、披薩、焗烤類等。
豆類製品	加工或未加工的蠶豆、黃帝豆、豆乾、花豆、扁豆等。
麥麩製品	麵包、麵條、饅頭、包子等麵粉製品。
醃漬與煙燻製品	蜜餞、菜乾、臘肉、香腸、火腿、培根等。
加工食品	火鍋料、素雞等素食合成食材、貢丸(魚丸)、零食等。
咖啡因類	可可、綠茶、咖啡、可樂等。
速食類	泡麵、沖泡式湯品、罐頭食品等。
甜食類	糖果、餅乾、蛋糕、可能含阿斯巴甜(代糖)的食物。
辛辣類	辣椒、生薑、洋蔥、花椒、大蒜等。

註:上述食物未必都會引發頭痛,建議透過頭痛日誌做記錄,以便找出真正病因。

壓力型頭痛

壓力型頭痛應避免含有高氨基酸類的高油脂食物，如炸雞、東坡肉、全脂鮮乳等，這類食物容易引起血管擴張，造成頭痛。因此，壓力型頭痛的患者應該以清淡的烹調法為主；例如：涼拌生食、汆燙、蒸煮或烘烤，保留食物原味，降低油脂含量，吃出健康。

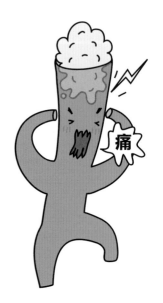

實用對症飲食處方・果醋飲

【作法】天然釀造果醋一匙（蘋果、鳳梨、梅子均可）、蜂蜜醋一匙、冷開水300cc；將以上食材調合後飲用，忌酸者可多加冷開水，或添加少量蜂蜜。

以天然蔬果製成的釀造醋，保留了食材大部分的營養素，包括：維生素、礦物質和有機酸。因此，可促進新陳代謝、平衡血液酸鹼值，並且能調節血壓、消除疲勞，讓因疲勞引起的壓力型頭痛得到緩解。

生理期頭痛

生理期時因為女性荷爾蒙影響，全身血小管擴張，因而也會使顱內血管擴張，或是引起輕微顱內水腫，導致頭痛。因此，在血液大量流失的生理期，要記得多多補充含鐵質的食物，例如豬血、牛肉、肝臟等，或是富含鐵、葉酸及各種維生素的十字花科蔬菜、空心菜、菠菜等。另外，從中醫的角度論，補血行氣的葡萄乾、紅黑棗、山藥、蓮子和枸杞也是不錯的補充良品。

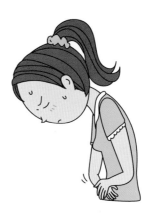

> **實用對症飲食處方‧氣血雙補安神粥**

【作法】紫糯米半杯、冰糖適量。紅棗一兩洗淨去核捏碎，和五錢茯苓、一兩黨參、五錢五味子放入電鍋中，再加水六杯；於電鍋外鍋加水半杯，煮至開關跳起，再以此藥湯配上紫糯米半杯及適量的桂圓，熬煮成粥，起鍋前可加入適量冰糖食用。

茯苓在中醫學上可鎮靜、安神；五味子則是斂肺滋腎，生津斂汗；黨參補氣，可改善過度疲勞所致的失眠。而此方中的紫米、紅棗、桂圓均為補氣血之常用食材。因此，能舒緩女性於生理時，氣血兩虛所引起的頭痛。

更年期頭痛

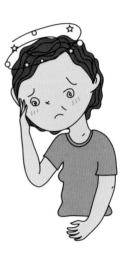

更年期產生的不適，主要跟女性荷爾蒙分泌減少有關；因此可以多補充含有植物性雌激素的食物，如豆類製品、苜蓿芽等；並且多補充鈣質，建議多吃小魚乾、豆腐、芝麻，以預防隨更年期而來的骨質疏鬆問題。另一種富含促進雌激素合成的成份之食材：山藥，也一項不可多得的好食材，在更年期多攝食山藥不但可緩和更年期所帶來的不適，同時預防中年婦女的頭痛症狀。

實用對症飲食處方‧山藥鮭魚冷麵

【作法】將一人份的日式蕎麥麵鋪於大碗，蓋上數片鮭魚生魚片，取一小塊山藥切絲或磨成泥，置於麵上，再灑上芝麻、拌入適量的日式柴魚醬油，即可食用。

這道料理是相當美味爽口的健康和風美食。蕎麥麵可於超商買現成的，蕎麥內含豐富的生物異黃酮，能強化血管與微血管，舒緩神精避免頭痛，而鮭魚、鮪魚等深海魚類含有多元不飽和脂肪酸 ω-3，可以降低體內的三酸甘油酯，預防因血管栓塞引發的頭痛與心臟血管疾病。

失眠型頭痛

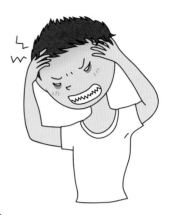

很多現代人都有失眠的困擾，除了會造成頭痛，也會引起荷爾蒙失調等諸多健康問題。而應對失眠型頭痛，最重要的是多吃含有「色胺酸」的食物；色胺酸有助血清素合成，可安神並有助睡眠，常見於葡萄柚、全麥製品、牛奶、深海魚類、奇異果，以及未過熟的香蕉之中。

實用對症飲食處方・牛奶與全麥吐司

【作法】溫熱牛奶一杯，微烘烤過的全麥吐司一片，搭配食用。

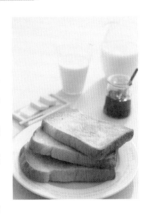

許多上班族加班回家後，難免感到饑餓，一般常常以鹽酥雞或滷味等小吃來當消夜，可是卻不自覺吃下太油或過鹹的食物，造成身體更大的負擔。其實接近睡眠時間，不宜吃太多，建議有吃消夜習慣的人，不妨在家常備鮮奶與全麥吐司，這兩種食物富含色胺酸，不僅可以填飽肚子，又有助於安神，提高睡眠品質。

風寒型頭痛

　　換季氣候不穩定時，特別容易引起風寒型感冒，連帶造成頭痛。其實，當我們感冒時，就代表免疫力下降。維生素C有強化免疫系統、保護細胞的功效，因此，在因為風寒感冒引起頭痛與種種不適時，補充含有維生素C的蔬果是絕對有必要的。另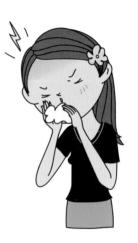外，透過熱飲、薑茶、食用熱粥，讓身體發汗去寒也是不錯的方法。

　　實用對症飲食處方・生薑紅茶

【作法】將老薑洗淨後，切薄片或磨成薑泥，與紅茶包一包放入茶壺中，以滾水沖泡，悶約一到二分鐘，即可飲用；飲用時可酌量添加黑糖，補充醣類提振身體能量。

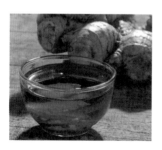

　　生薑有薑辣素，可刺激胃腸促進血液循環，排除身體的寒氣，減緩風寒型頭痛。但請記得在發汗後要更換乾淨衣物，避免吹風，以免二度著涼。

上菜市場找治頭痛的好幫手

除了前述的對症食材，其實在我們生活周遭也有許多蔬果與五穀，對緩解頭痛有幫助；未經加工的糙米及燕麥，因為營養價值高又富含多種礦物質，食用也有提高免疫力、消除負面情緒、緩解壓力型頭痛的功效。

十字花科的芥菜與甘藍菜在台灣一年四季都有出產，含有大量維生素C及消除自由基的β胡蘿蔔素，都可消除疲勞與壓力、改善頭痛。另外，番石榴、蘋果、木瓜、櫻桃，都是營養價值高且對身體有益，又十分容易購入的常見水果，有頭痛困擾的朋友，不妨把上述食材加入日常菜單中。

動起來！哪些運動可改善頭痛

運動可以調節生理機能並改善體質，也是舒緩身心、消除壓力的好選擇。據醫學研究指出，運動確實有助於預防偏頭痛；許多頭痛的成因是因為肌肉緊繃，尤其是頸椎和肩膀周邊肌肉不平衡，因此，透過運動還是可以強化肌耐力、促進身心健康。想透過運動來調整體質，建議要重視以下三大重點：

保持姿勢正確

無論進行哪一種運動，一旦姿勢不正確就可能造成重心不穩，使身體的其中一側用力過度，使肌肉更加緊繃與不適；當我們在錯誤的姿勢下展開運動時，也更容易造成運動傷害；確認運動時姿勢的正確性，是絕對必要的。

不應過於激烈

已有頭痛與偏頭痛病史的人，不應一開始就接觸強度高、體力消耗量大、時間過長的劇烈運動，反而容易造成身體能量過度消耗，使頭痛困擾加重。

要能持之以恆

簡單的運動可以舒緩頭痛症狀，但是若想透過改善體質來徹底根除頭痛，則是一個不可能一朝一夕就完成的目標，因此，應該循序漸進，保持對運動的熱忱與興趣，持之以恆的進行改善。

六個小動作，讓肩頸放鬆

另外，簡單的伸展運動，其實就可以舒緩肌肉壓力、調整脊椎，減輕頭痛；舒解肌肉緊繃的瑜伽、彼拉提斯或相關的伸展動作，是最適合頭痛患者的選擇。

彎腰伸展

站立椅子前，兩腳自然分開如肩同寬，雙手搭在椅背上，展胸，背部下壓，深呼吸；停住，三到五回呼吸後，放鬆站直，再深呼吸下壓身體，重覆做至五個回合。

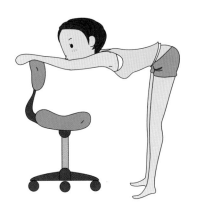

左右拉弓

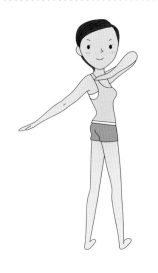

雙腿打開與肩同寬，右手在前、左手往後拉弓（伸直手掌併攏手指），接著以右手帶動身體，往右側轉，轉至最底，放鬆，回到正面，再換邊進行；一左一右為一回合，共五個回合。

上提伸展

雙腿打開與肩同寬，雙手合十擺於胸前，吸氣時將手伸直、整個人往上提，展胸，頭部可順勢後仰；保持平穩呼吸，在伸展動作時停留約三到五回呼吸的時間。

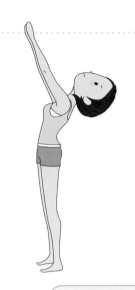

頸部舒展

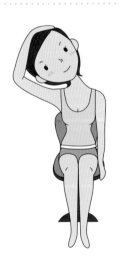

挺直腰背，坐椅子前1/2處，手扶頭部往其中一側肩膀靠，拉伸側頸部，保持約三到五回呼吸後，放鬆，回到正面，再進行另一邊動作，一左一右為一回合，共五個回合。

拉背伸展

坐於椅子上，呼氣，雙手在
背後交握。做動作時抬頭
挺胸，感受面部、胸部的肌
肉伸展。深呼吸，然後停止
呼吸三十秒，換方向重複動
作。初學者若有困難，可以
利用毛巾作為輔助工具。

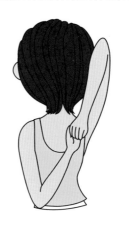

呼吸舒筋

閉上眼睛，深呼吸，頭部
後仰，張開大口吐氣，讓
頭部放鬆儘量貼近背部，
停留約三回呼吸的時間。
接著，雙手抱住後腦勺，
深吸一口氣，吐氣時把頭
部拉回原處並向頸延伸，
讓下巴儘量碰到胸部，並
停留約三回呼吸的時間。

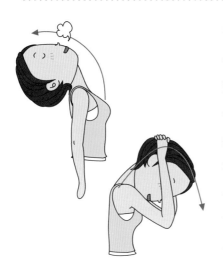

「頭痛日誌」顧名思義,就是關於頭痛的詳實記錄。因為頭痛的成因實在太多了,如果單靠醫生視診和儀器檢查,並不一定能找出確切的發病原因,還得仰賴病患自身的病情描述,而頭痛日誌的目的,就是在幫助病患及醫生能夠透過記錄,掌握引發頭痛的可能成因,以及用藥的具體成效。

一份有參考價值的頭痛日誌,基本上登錄的就是從頭痛發生到結束的情況,以及服用藥物的改善成效;建議包括以下項目:

● 頭痛開始與停止的時間。

● 發生的前因、頭痛前是否有症狀?

(例:加班第三日開始頭痛,痛前眼前有閃光。)

● 頭痛的部位、痛的方式。

(例:痛在頭部右側、突發性的局部刺痛)

● 依個人體驗過的頭痛強度,給予評分。

● 除了頭痛,是否有其他症狀?(例:暈眩、反胃)

● 是否使用藥物?記下的藥名與劑量,效果如何?

(例:市售頭疼加強錠,一錠;服用後十五分鐘頭痛減緩)

● 非用藥物的解決之道?效果如何?

（例：濕毛巾熱敷、小睡十分鐘；頭痛未消失但減緩）

● 推測的誘發因素？

● 是否有頭痛相關之家族病史？

● 頭痛後是否有其他異常現象？（例：右手無力、上臂酸麻）

● 若是女性，則須注意：是否於生理期發生；發生頭痛時為生理期第幾日？

　　頭痛若並非每日發生，未必要日日記載；不過，對於有服用藥物做疾病
管理的人來說，每
日記錄的好處，是
提醒自己不要忘了
服藥。

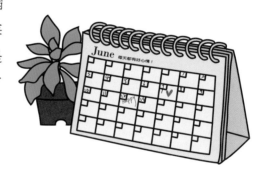

你知道嗎，台灣人一年可以吞下一億顆以上的止痛藥？想要快速解除頭痛，止痛藥並不是唯一的選擇，還有其他有效、方便、健康的方式，讓你馬上將頭痛拋掉，趕快來試試吧！

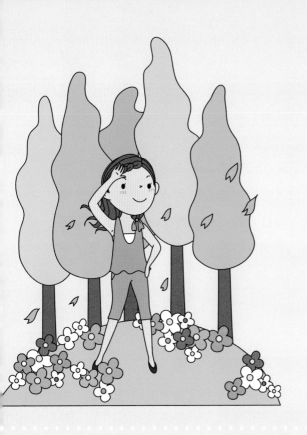

3

快速解除頭痛的方法

作為分秒必爭的職場上班族，面對突然發生的頭痛，有什麼在最短時間應變的好方法？

　　一般而論，頭痛的成因有很多，但不外乎與精神壓力大有關；因此，最好的療方是讓自己身心放鬆，保持足夠且品質良好的休息。但是，真的忙碌起來，又該怎麼在最短的時間化解頭痛？我們不妨可以試著從以下三個層面著手。

吃對了，頭痛不再來

　　飲食為我們的人體帶來運轉的能量，然而，由於工商業發展迅速，現代人雖然脫離了「吃不起」的貧困年代，卻往往因為工作忙碌、無暇烹調、個人偏食等等因素，處於一種「吃不對」的狀態；因此，從「食療」的角度而論，正確且適當的調整飲食內容、補充營養素，其實是遠勝過一昧地吃藥壓抑症狀。

沒事多喝水，多喝水不痛

　　荷蘭史彼特醫師（M.G. Spigt）於《歐洲神經學雜誌》（European Journal of Neurology）發表研究指出，透過十八位偏頭痛及壓力型頭痛患者的分組實驗，其中一組指示每日添加1.5公升飲水量，在經過兩週實驗後，發現「飲

水組」的病患，頭痛的平
均時數降低13%，相當
二十一小時。

　　從人體機能結構
來看，我們的體液多
由水分組成；除了排
尿、女性生理期，我
們的身體為了適應氣溫、
環境乾濕度等變化，無時無
刻都在代謝水分。因此，尤其在夏天，無論是日曬或長
處乾燥空調室，容易造成大腦的腦脊髓液（Cerebrospinal
fluid，是一種含有微神經膠細胞的純生理鹽水，充滿在腦
部內顱骨與大腦皮質之間的蛛網膜下腔，以作為大腦皮質
及顱骨間的機械性緩衝。）減少，造成顱骨和腦內組織的
間隙加大，容易因為行走坐臥等震動及壓力，讓腦神經和
血管產生拉扯而現頭痛症狀。

　　另外，網路上流傳「運動飲料與水1：1」調合飲用，
可以補充電解質緩解頭痛的民間處方，因為頭痛成因的不
同，未必人人有效；但是，至少可確定的是，在飲用運動
飲料的同時，也為身體補充了水分，因此，仍可視為是水
分補充所帶來的緩解效果。

頭痛茶飲這樣泡

　　值得一提的是，雖然補充適度的水分可以緩解頭痛，但是就中醫的角度來看，如果光補充卻不代謝，產生脾胃消化功能的問題，造成「濕」的體質，還是容易引起頭痛，因此中醫也有許多對症的茶飲可以舒緩頭痛不適。

　　冷、熱、潮濕等氣候變化，以及感冒風寒，是中醫解讀許多頭痛病徵的誘因。尤其在夏天，更是容易產生中醫所謂的風熱型頭痛；而女性的頭痛則往往與貧血有關。所以，在中醫提供的對症茶飲中，促進循環與水分代謝就顯得相當重要。以下是四道簡便的中醫頭痛對症茶飲：

枸杞菊花茶

對症：風熱型頭痛

作法：在小鍋或杯中放入適量的枸杞與菊花，份量依個人喜好之濃度而定；再沖入滾水，沖泡約五分鐘即可飲用。喜食甜品者可添加少許冰糖調整口感。

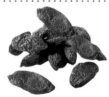
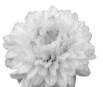

退火香薷茶

對症：燥熱引起的頭痛昏脹

作法：將香薷五錢及甘草一錢入水煮約十分鐘後，再加入五錢紫蘇和五錢薄荷，悶約十秒鐘即可飲用。

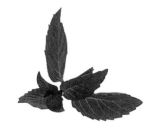

蓮子百合甜湯

對症：精神緊繃所造成的頭痛

作法：百合、蓮子各一兩，以溫水泡二至三小時，一兩白木耳泡半小時，以小火煮慢煮一小時，最後加入少許冰糖即可。糖不宜先加，會造成蓮子煮不爛。

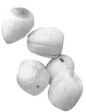

紅糖薑湯

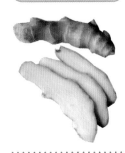

對症：一般頭痛

作法：三公分長的薑塊二、三塊，拍碎，加入二大匙紅糖、適量的水煮湯。但是因感冒產生喉嚨痛、喉嚨發炎時，不可服用。

其他花草芳香對症茶飲：

薰衣草茶

對症：紓壓、緩解頭痛。

作法：十五毫克的薰衣草茶，沖泡約1000cc的熱開水。有感冒症狀時，可添加少許薄荷。

蘋果茶

對症：緩解維生素不均衡產生的頭痛。

作法：蘋果連皮切成薄片，加六碗水，煮開後，再以小火煮三分鐘，去渣當茶飲用。長期飲用（維持二週）效果更佳。

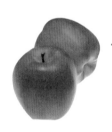

熱鹹檸檬茶

對症：順氣化痰，消除疲勞，放鬆神經。

作法：新鮮檸檬薄片一到二片、鹽一克，置入杯中以熱開水沖泡飲用，趁熱飲用。

熱梅茶

對症：紓壓、緩解頭痛。

作法：五個紫蘇梅或鹹梅，以熱開水500cc沖泡飲用。梅子有收斂作用，可緩解頭部脹痛，並對頭暈有鎮定放鬆效果。

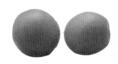

緩解頭痛，吃阿斯匹靈不如咖哩

　　咖哩和阿斯匹靈這兩者看起來毫不相干的東西，為什麼會因為頭痛產生交集呢？

　　2006年英國的研究發現，咖哩等以茴香、薑黃及紅椒粉製成的印度食物富含天然水楊酸，而水楊酸正是阿斯匹靈主要成分，因此食用咖哩可帶來如同阿斯匹靈一樣的療效，卻不會引起胃潰瘍、內出血等阿斯匹靈常見的副作用。

　　甚至，一份印度咖哩的水楊酸含量有九十五毫克，比一顆低劑量阿斯匹靈所含的六十五毫克還要高。因此，若面對突如其來的頭痛困擾，但又有不得不出席的社交場合時，不妨試著點咖哩作為主餐，或許可以比服藥更有緩和且深入的療效。

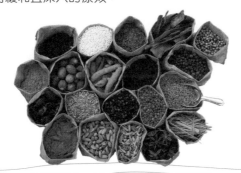

頭痛藥，你吃對了嗎？

「頭痛時，先吃顆藥再說！」當我們急欲緩解頭痛問題時，止痛藥確實可能是最快最精準的首選；據相關單位統計，台灣人一年可以吞下一億顆以上的止痛藥，這是相當驚人的數字，但你知道你吞下肚的止痛藥成份是什麼嗎？市售藥品這麼多，這些唾手可得的止痛藥，你真的吃對了嗎？更重要的是，在第一章時已有提過，過度使用止痛藥來抑制頭痛，有可能造成藥物依賴，甚至造成「藥物性頭痛」，反而讓頭痛更加嚴重。

你是吃止痛，還是吃消炎？

你可能不知道，坊間眾多止痛藥除了劑量差異之外，在使用的時機上也有些許的不同；而且，針對個人病史與體質，也會有藥種上的適應問題，所以頭痛發作時，絕不能隨便買盒止痛藥亂吃。在服用藥物前，一定要先了解各種止痛藥的成份、劑量，以及自己的症狀和體質，才不會出錯，治不了疼痛，反而傷身。

依成份，市售止痛藥可分成「單純止痛藥」和「消炎止痛藥」兩種。前者的主成份是乙醯胺酚（Acetaminophen），

例如：普拿疼；後者的成份則是以阿斯匹靈為主，例如：如百服寧，有時也會再加上乙醯胺酚。

乙醯胺酚是台灣人最常用的止痛藥：普拿疼的主成份，具有止痛、退燒的作用，但長期服用會有抗藥性，很容易讓患者在不知不覺中加重服用劑量，且乙醯胺酚是經由肝臟代謝，攝取過量有可能造成肝、腎功能受損，甚至引發肝中毒，一般醫界建議，成人每天服用乙醯胺酚劑量最好不要超過四公克（約為八顆普拿疼）。

而大家所熟知的阿斯匹靈最早是用於治療關節炎，具有消炎止痛的功效，後來被廣泛運用在各種因發炎引起的疼痛。阿斯匹靈的副作用主要是傷胃，有時也可能誘發過敏，所以腸胃疾病患者不適合服用；另外，阿斯匹靈有抗凝血作用，故血友病、其他出血性疾病和服用抗凝血製劑的患者，也不能服用。

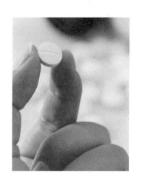

一般而言，如果只是單純的頭痛，只要服用「單純止痛藥」即可。下表為坊間常見止痛藥的成份及功效比較：

類型	市售藥品	成份與劑量	對症功效
單純止痛藥	普拿疼、普拿疼速效膜衣錠、普拿疼加強錠、諾克治痛加強錠、斯斯解痛錠	高劑量，乙醯胺酚含量在500mg以上。因為劑量較高，所以不建議一開始就以此類止痛藥來解除頭痛，以免劑量越吃越重，形成藥物依賴，甚至過量，導致肝腎功能受損。	一般疼痛、退燒。部份產品因為添加了副成份，也有紓解胃部疼痛不適的功效。
	抗痛寧、齒痛五分珠、腦新	中低劑量，乙醯胺酚110～300mg。此類產品成份以乙醯胺酚為主，但多添加了阿斯匹靈的衍生物，所以具有消炎作用。	一般疼痛、消炎。
消炎止痛藥	百服寧、速定二層錠、五分珠	雙主成份，也就是阿斯匹靈和乙醯胺酚，因此止痛功效高；且都添加了咖啡因。	一般疼痛、消炎。
	阿斯匹靈、伊普膠囊	只含阿斯匹靈類成份，劑量不高，每錠約為100mg。	一般疼痛、消炎。

服用頭痛藥的小提醒

● 頭痛通常是漸進式的，因此在初期時服用藥物，最好是先從低劑量開始，以避免用藥劑量過高。

● 服藥期間必須多喝水、多上廁所，以減輕肝腎負擔。

● 乙醯胺酚類止痛藥服用前後，最好不要飲酒，以免造成肝腎負擔，引發肝中毒。

● 除非醫師處方，否則請勿與解熱、鎮痛、感冒等藥劑複合使用，以避免產生多重副作用。

● 所謂的膜衣錠是藥錠作了特殊處理，吞進後到達小腸才分解，避免造成胃部傷害，較適合胃部不適及慢性頭痛患者。

● 如果有長期頭痛病史者，請隨身攜帶藥物，以避免臨時購買替代，產生用藥上劑量與療效適應的問題。

● 大多數的止痛藥都能在八小時內，被身體代謝，所以必要時別排斥服用止痛藥，但仍要注意劑量及成份。

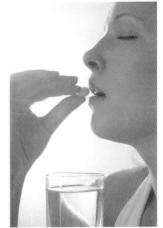

冷熱敷療，提神又放鬆肌肉

現代人長期打電腦、窩在辦公桌前，容易因為姿勢不良引發肌肉僵硬、痙攣，進而造成的頭痛；久盯螢幕的雙眼也容易因為疲勞，引起慢性頭痛，這時，以一條毛巾或手帕，給自己五分鐘的冰、熱敷時間，不但可以忙裡偷閒，又能緩解不適。

但是，什麼時候或是哪個部位較適合冰敷與熱敷呢？一般來說，像是偏頭痛之類的痙攣性頭痛可以用冷敷或冰敷來減少疼痛，而熱敷則適用於局部血液循環不良所引起的慢性頭痛。因此，**「肩頸部份用熱敷，頭部用冰敷」**可作為參考方向；而下班之後讓自己泡個澡，熱水高度最好覆蓋過肩頸，也是緩解肌肉僵硬的好方法。另外，冰熱敷時如果能搭配適當的精油，則更能達到深一層的身心平撫功效。

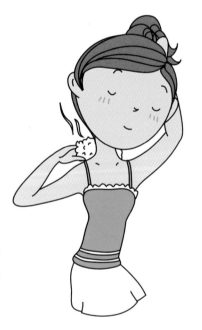

99%的頭痛不需要止痛藥

解除壓力的療癒精油處方

名稱	療效	處方	備註
解壓精油（肩頸用）	解除緊張壓力，減緩頭痛。	佛手柑精油5滴、薰衣草精油5滴、迷迭香精油5滴、西洋杉木精油5滴。	調合於基底油或純植物性乳液30ml按摩，或以精油滴於溫熱水中，以毛巾沾取、擰乾進行敷療。
提神精油（頭部用）	降暑氣、緩解腦部脹痛，增進記憶力。	檸檬精油5滴、歐薄荷精油5滴、檀香木精油5滴、天竺葵精油5滴。	調合於基底油或純植物性乳液30ml，直接塗抹在太陽穴附近，施以按摩。

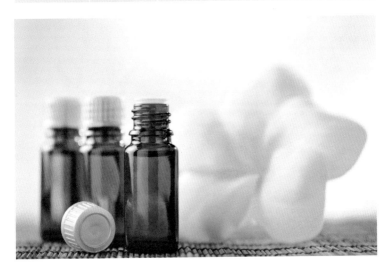

瑜伽與伸展，告別頭痛不再來

　　根據美國醫學期刊《頭痛》的報導指出，瑜伽能有效降低偏頭痛的發生率，這是因為肢體的伸展動作可放鬆肌肉，減少因肌肉僵硬所引起的頭痛，另外瑜伽特有的冥想呼吸方式也有極大的關聯。

　　在研究中發現，練習瑜伽冥想呼吸的偏頭痛患者，身體的基礎代謝率有相當程度的提升，這應是因為瑜伽的冥想呼吸法能深層刺激腎上腺的交感神經，促進新陳代謝的結果。另外，藉由瑜伽體位與冥想的深層放鬆，可促進副交感神經系統協調人體的生理與心理狀態平衡，讓身體的疼痛狀況趨緩。因此，對於深受頭痛所苦的人，進行初步的瑜伽學習，或許是個藥物治療之外的不錯選擇。

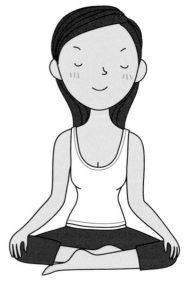

瑜伽式左右鼻呼吸法

　　在瑜伽修練者的觀點中，右鼻孔代表太陽，左鼻孔是月亮；因此，在靜坐冥想時，以單手遮蔽其中

99%
的頭痛不需要止痛藥

一處鼻孔，進行放鬆呼吸，會帶來相當不同的功效。頭痛時，可用手把右邊鼻孔遮起，只以左邊吸氣、吐氣，約五分鐘，能達到舒緩頭痛的效果。因為右邊比較屬於火氣，這五分鐘的單側鼻孔呼吸，便可使人吸入月陰（涼）的氣息，平衡身心。相反地，當我們精神不振時，可以嘗試以右鼻孔單側呼吸，帶動陽盛之氣。

三個小動作，讓肩頸放鬆

　　簡單的伸展運動，其實就可以舒緩肌肉壓力，減輕頭痛；工作每隔四十分鐘或一小時，記得趁倒水與上廁所的時間，做一下以下三個小運動：

收下巴運動

在椅子上坐直或站好，慢慢將下巴往頸部方向內收，一收一放算一個回合，進行五到十個回合。

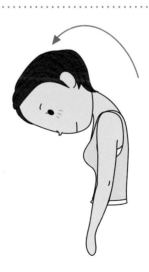

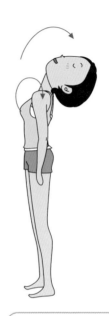

繞肩運動

站直，雙腳打開與肩同寬，
以肩膀施力慢慢往後劃圈，
頭部可隨之後仰、放鬆。舒
展肩膀後方的大塊肌肉群。

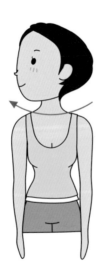

轉頭運動

人坐直或站好，保持平穩呼
吸，頭部慢慢轉向右邊轉到
底，停約三秒，然後放鬆回
到正面，再換反方向進行。
一右一左為一回合，進行三
到五個回合。

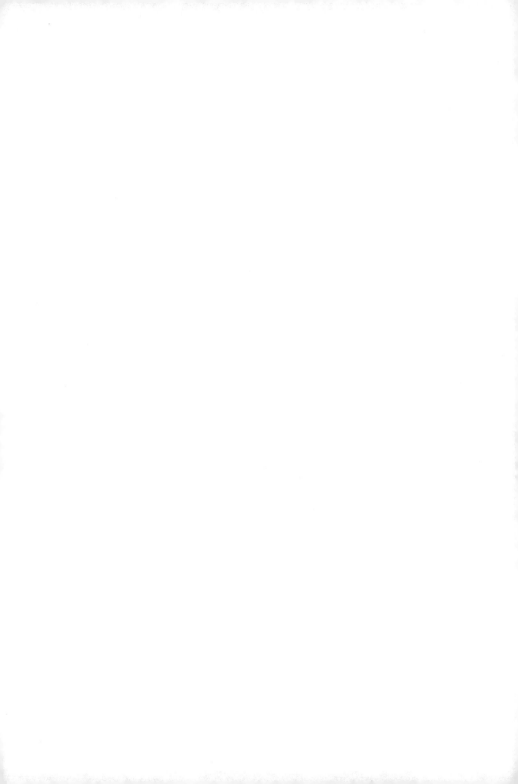

許多頭痛問題多是壓力引起，透過中醫穴位進行對症按摩，常可達到舒緩放鬆、減輕頭痛的功效。上班族常因工作忙碌犧牲午休時間，或者連續工作忘了給自己喘息空間，適時為自己進行簡易的舒緩按摩，不失是預防頭痛的良方。

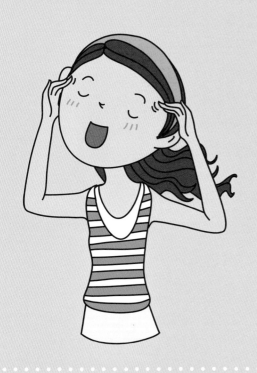

4

從頭到腳，頭痛穴位按摩

近年來穴位按摩的風氣越來越風行，這是因為按摩是解除疼痛、舒緩身體最簡便、快速的方式。按摩不易傷身，還可以增進肌肉張力，改善皮膚的新陳代謝，而且按摩入門簡單，沒有太過高深的原理技術，更不用什麼專業的器具，只要學會正確的按摩手法、經絡穴位，每個人都能輕易上手。

傳統中醫看頭痛

在中醫學理論上，頭痛可分為「外感頭痛」與「內傷頭痛」兩大類。

外感頭痛主要是指感冒所引起的頭痛，依據致病的原因及表現的症狀，還可以再細分為風寒、風熱及風濕三種，而這類型的頭痛，中醫主張「祛風邪」，也就是治好最根本的病因感冒，就能根治。

而內傷頭痛則是人體內部其他病症所引發的頭痛；這類型的頭痛病因就較複雜，細分的類別也較多，大致上可略分為：肝陽頭痛、血虛頭痛、腎虛頭痛，以及痰濁頭痛。中醫認為內傷頭痛主要是體內臟腑勞損、氣血不足所致，所以重視補氣血、益臟腑，修補虛弱的體質，就能改善頭痛。內傷頭痛其實是涵蓋了慢性頭痛、壓力型頭痛、

失眠頭痛等大多數頭痛病症。

　　中醫在治療頭痛上，會依症狀、病因，有不同的對症方，但通常需要長期調養，若是想在短時間內快速解除，最方便的就是穴位按摩了。按摩能舒緩身體不適的原理是以推揉的方式，讓疲乏緊繃的肌肉得到有效的伸展、放鬆，藉以解除疼痛，而輔以中醫學上的經絡穴位，則可以用按摩來疏通人體氣血運行的通路及門竅，達到健身的目的。

穴位按摩小叮嚀

● 為了不傷肌膚，最好是以雙手指腹進行進行推按。按摩的力道須適中、有節奏的壓按或揉捏，切忌過於用力。

● 按摩前可將雙手先搓熱，或搭配萬金油、乳液、綠油精等輔助品；情況許可之下，先以濕毛巾熱敷再進行按摩，更可達到深度放鬆。

● 穴道按摩後常會令人感到想睡，這是因為按摩釋放了深層壓力。頭部按摩後最好能閉目養神十分鐘，並且多喝溫開水，促進體內循環代謝。

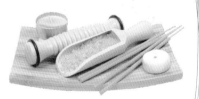

舒緩頭痛的頭部按摩穴位

百會穴

位置：頭頂正中央與兩耳向上延伸線的交點處。

功效：可全身氣血通暢，治療大部分頭痛。

按摩手法：放鬆坐在有靠背之椅子，以雙手指腹自行壓按百會穴與周遭頭皮；或請他人代勞。按摩時建議閉目養神，讓身心放鬆。

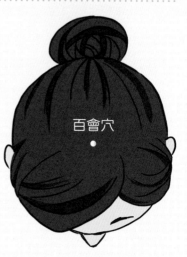

百會穴

太陽穴

位置：頭部兩側眉尾和眼角之間的凹陷處。

功效：可緩解側邊頭痛的困擾。

按摩手法：採坐姿，以單手或雙手指腹按在太陽穴（如為偏頭痛，則單側即可），適度施力壓按，或以順、逆時針微微劃圈。

太陽穴

99%的頭痛不需要止痛藥

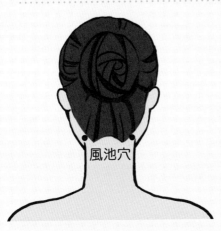

風池穴

位置：後頭骨下方，左右側兩筋之間凹陷處。

功效：感冒、失眠、頸項僵痛、中風、頭痛、頭暈有顯著療效。

按摩手法：採坐姿，雙手往後抱住後腦勺，以雙手指腹適度施力壓按；或請他人協助，協助者須以左手扶住頭痛者前額，右手拇指、食指與中指，壓按後頸與風池穴。

天柱穴

位置：風池穴下方，順髮際線更靠近脊骨處。

功效：可頸部僵硬或落枕引起的頭痛。

按摩手法：同風池穴；亦可與風池穴同步壓按。

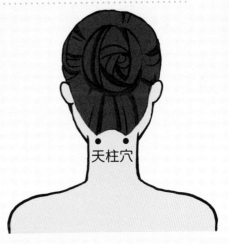

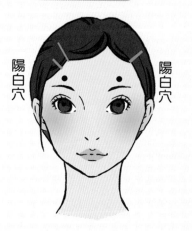

陽白穴

位置：位於臉部，瞳孔上方，眉毛上緣約二公分處。

功效：緩解因眼睛疲勞引臉部疼痛或三叉神經痛。

按摩手法：以雙手中指與無名指，按於穴位略微施力並且劃圈。

印堂穴

位置：面部兩眉連線與鼻樑上方交點。

功效：頭痛、頭暈，三叉神經痛；失眠、高血壓及感冒引起的頭部脹痛。

按摩手法：以單手中指按於穴位略微施力、放鬆，或微微劃圈。

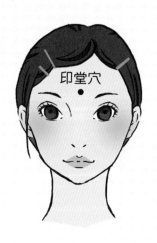

4

99%
的頭痛不需要止痛藥

舒緩頭痛的眼部與耳部按摩穴位

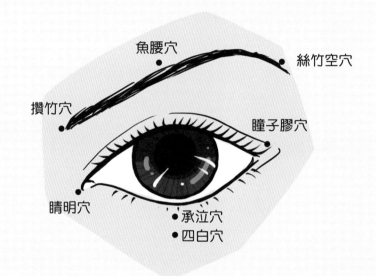

魚腰穴
絲竹空穴
攢竹穴
瞳子膠穴
睛明穴
承泣穴
四白穴

眼部穴位

　頭痛的某些成因與眼睛疲勞有關，因此按摩眼部周圍的穴點，也可以讓臉部神經與肌肉放鬆，避免頭痛。

攢竹穴：眉頭內側邊緣凹陷中，輕輕按會有酸痛的感覺；適用於頭痛、頭風、顏面神經麻痺等症。

睛明穴：內眼角靠近鼻樑的地方；壓按可鬆弛視覺神經，緩解眼睛疲勞。

魚腰穴：位於額部，瞳孔正上方，眉中；緩和眼睛疲勞與三叉神經痛。

絲竹空穴：眉毛尾稍凹陷處；緩和眼睛疲勞與顏面神經相關疼痛。

瞳子膠穴：眼尾外側凹陷處；改善眼周循環、緩解眼部疲勞，延緩眼角下垂。

承泣穴：位於面部，瞳孔正下方與眼眶交界處；揉按可促進眼部血液循環。

四白穴：承泣穴下方，接近顴骨的凹陷處；緩和三叉神經痛、顏面神經麻痺等面部病痛。

按摩手法：以單手中指為主、無名指做輔助，從睛明穴開始順序往攢竹穴、魚腰穴、絲竹空穴……，按到四白穴為一回合。壓按不宜過於用力，可搭配眼霜或無刺激性與酒精成分之乳液、面霜進行按摩；舒緩頭痛用的清涼型油膏因內含薄荷，不適用於眼周部位。

聽宮穴

位置：耳屏前部，耳珠平行缺口凹陷中。

功效：緩解耳鳴、三叉神經痛、頭痛、頭暈。

按摩手法：以單手中指按於穴位略微施力、放鬆，或微微劃圈。

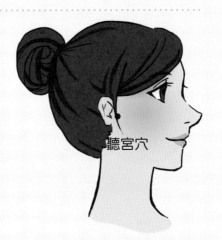

聽宮穴

耳上部位

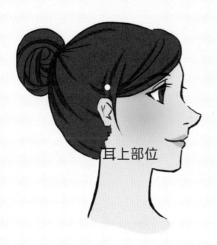

耳上部位

位置：位於耳朵前緣和側髮際交叉點，從這裡往上三公分的區域。耳上雖不是穴位，卻是偏頭疼發作的敏感區，一般可以找到二、三個凸或凹的痛點，可施以輕輕揉按、舒緩疼痛。

功效：化解偏頭痛產生的不適。

按摩手法：以單手中指為主、無名指做輔助，按於穴位略微施力、放鬆，或微微劃圈。

舒緩頭痛的其他肢體按摩穴位

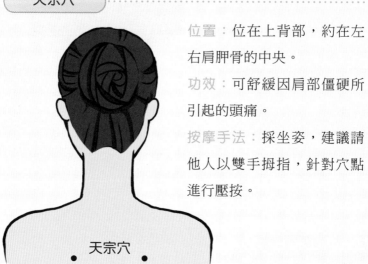

天宗穴

天宗穴

位置：位在上背部，約在左右肩胛骨的中央。

功效：可舒緩因肩部僵硬所引起的頭痛。

按摩手法：採坐姿，建議請他人以雙手拇指，針對穴點進行壓按。

合谷穴

位置：位於手背部位，拇指與食指之間，虎口掌骨中點。

功效：行氣止痛、舒緩心悸、胸悶、失眠，以及舒緩緊張性頭痛。

按摩手法：以單手的拇指與食指，適度施力壓按穴位約一分鐘，放鬆，再重覆施壓。

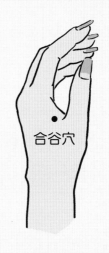

神門穴

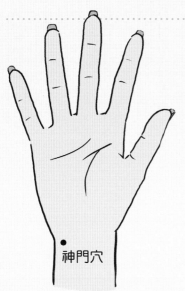

位置：仰掌、握拳，手掌緣靠近小指側，腕橫紋上的凹陷處。

功效：具有鎮定放鬆的效果，可緩解緊張型頭痛。

按摩手法：以單手的拇指與食指，適度施力壓按、揉捏穴位。

關節點對症

人體是個龐大的循環機制，末稍肢體（手、足）往往也有身體其他部位的對症反應區。我們的左或右手指關節處，正對應了我們頭部的不同部位；因此，針對頭部不同部位產生的頭痛感，於手關節處進行壓按，也可達到緩解功效。

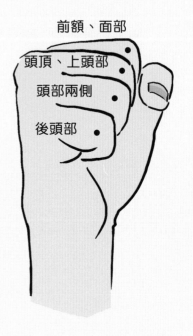

前額、面部
頭頂、上頭部
頭部兩側
後頭部

食指：前額、面部

中指：頭頂、上頭部

無名指：頭部兩側（偏頭痛）

小指：後頭部

按摩手法：以其中一手的拇指或食指，針對穴位適度施力壓按。

4

99%
的頭痛不需要止痛藥

湧泉穴

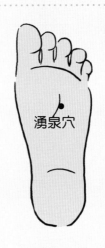

位置：於腳底中間凹陷處，在足掌的前三分之一處。

功效：湧泉穴又名「長壽穴」，是腎經的首穴，常按摩能防治哮喘、失眠多夢、頭暈、頭痛等多種生理不適。

按摩手法：採坐姿，以左或右手拇指針對穴位進行施力、壓按。

太衝穴

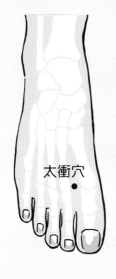

位置：位於足背，第一、二趾縫連接足背骨之部位。

功效：舒肝理氣、活絡筋血、降血壓，並可改善眩暈、頭痛、視力減退等不適。

按摩手法：採坐姿，以單手拇指或食指針對穴位進行施力、壓按。

女性、胖子比較容易頭痛？生理期洗頭，老了就會頭痛纏身？宿醉的頭痛用酒精就能解？坊間流傳的頭痛常識都是正確的嗎？那可不一定，就讓我們來一一解答吧！

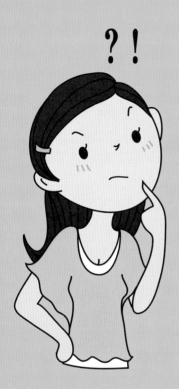

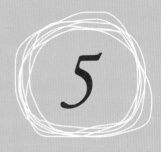

5

頭痛 Q＆A

關於頭痛的起因或緩解方式，其實我們的生活中還存在許多迷思與偏方，透過下列十四個關於頭痛的Q&A，相信讀者都能更加認識頭痛，並在適合的情況下，選擇最佳的應對之道。

Q1：生理期洗頭真的會引起頭痛？

A：對於女性朋友來說，生理期是體內固定循環代謝的一個周期，排出經血的同時，也是身體比較虛弱的時候。因此，中醫通常建議在生理期內多休息，並忌吃冰冷食物，以避免子宮不當收縮。而「生理期洗頭會引發頭痛」的說法，跟坐月子時不能洗頭本質上是接近的，最初的原因是老一輩在傳述這個說法時，並沒有吹風機；早年，很多人洗頭洗澡也是以冷水了事，較容易產生不適。

傳統中醫有此一說：「頭

5

為六陽之首，子宮為任脈的起點。」女性生理期時，身體血液循環比較差，洗頭（尤其是低頭清洗）容易造成血液集中在頭部，使子宮內的血液減少並引發經痛。就另一個層面來論，洗頭會使髮根毛孔張開，如果洗頭後沒有馬上吹乾，就容易受風寒，導致頭痛。另外，由於夜晚為陰，頭為六陽之首，在夜晚或睡前洗頭，會因為「陰陽相背」讓頭痛更嚴重。

由此可知，女性生理期時未必不能洗頭，但前提是必須在清洗後，盡快以吹風機熱風吹乾頭皮與頭髮，並避免在頭髮未乾時直接接觸電風扇、冷氣等冷風，就比較能避免頭痛問題。

Q2：女性真的比男性容易頭痛？為什麼？

A： 是的。據台北榮民總醫院調查指出，台灣男性成人每年發生偏頭痛的比例約 4%～5%，而女性為15%；確實證明女性較容易產生頭痛，且大多是因雌激素的變化所引起的，因此也特別容易在生理期前二、三天發生頭痛。甚至，約有 7%的人，日常並無頭痛的困擾，只在生理期時偏頭痛。

另外懷孕期間、生產後，女性體內的雌激素、黃體素

降低或升高，同樣會造成頭痛。女性更年期間也會因為卵巢功能下降，導致雌激素不足，使中樞神經系統內的前列腺素和兒茶酚胺發生變化，造成血管性頭痛；或因為雌激素變化，影響下視丘促性腺激素，引發頭痛。

除了上述生理性質所引發的女性頭痛問題外，也有心因性的成份。因為女性先天較為情緒敏銳，又在社會上扮演多重角色（母親、妻子、女兒），容易因自身或社會觀感長其處於壓力之下，自然而然引發頭痛。因此，就身心變因與實質統計而論，女性確實比男性易發生頭痛。

Q3：過胖的人會比較容易產生頭痛？

A：是的。2009年美國費城卓克塞爾大學（Drexel University）醫學院對22,211名成年人進行的調查，發現偏頭痛成因除了與性別、年齡相關外，也和腰圍粗細有關；據研究指出二十到五十五歲的成年人中，腰圍過粗者比正常者更容易偏頭痛；腰圍過粗的女性發生的比例為37%，而腰圍正常者為29%。男性腰圍過粗者偏頭痛比例為20%，正常者比例只有16%。就統

計可知，腹部脂肪與偏頭痛的發生具有一定相關性，因此參與該研究的醫學博士也建議，有偏頭痛問題的人，可檢視是否腹部脂肪過剩，應透過運動及飲食調節以求健康平衡。

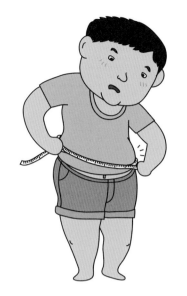

Q4：為什麼空腹過久或誤餐會產生頭痛？

A：因空腹產生的頭痛，一般可以從三方面做解釋：

（1）大腦細胞的能量來源為葡萄糖，當體內的葡萄糖消耗殆盡，而蛋白質或脂肪又還來不及分解轉化為能量時，大腦就容易因能量不足而產生頭痛。

（2）空腹饑餓時，會使身體快速消耗能輔助體內養分轉化為能量的維生素B群，進而造成體內B群不足，使人體產生疲勞倦怠感、乳酸堆積，對中樞神經系統產生不良影響，造成頭暈、頭痛。

（3）當我們空腹過久，又以白麵麵包、甜食、含糖飲料等精緻醣類食品來補充體力時，由於精緻醣類轉化成葡萄糖的速度很快，易使血糖急速上升，

讓胰島素必須在短時間內大量分泌，藉以降低血糖，這樣忽高忽低的血糖變動，就會引起頭痛。

Q5：喝一點酒反而能改善宿醉型頭痛，是真的嗎？

A：不盡然。喝酒引發的頭痛可以概分兩種：一是飲酒後馬上產生不適的「立即型頭痛」；二是隔天至七十二小時內發生的「延遲型頭痛」，又稱宿醉頭痛。

飲酒後會產生頭痛的成因，多半與酒精中毒有關；因為過高的酒精會引發人體抗脫水，造成頻尿，令體內缺水，並且使肝臟不易製造葡萄糖，令腦細胞缺少能量；同時，酒精會使血管膨脹，引起發炎反應，以上種種原因都會讓頭部產生脹痛。

民間偏方流傳「喝酒反而能治宿醉頭痛」的說法可信度極低。一般而言，可能是二次攝入的酒精造成精神反應遲頓，因此較感受不到痛覺，然而等酒精消退時，一樣會引起宿醉頭痛。因此，化解宿醉型頭痛最簡單的方式，是大量補充飲水；或飲用添加砂糖的溫牛奶，補充蛋白質與醣類提供大腦能量。

Q6：如何避免旅行時突發的偏頭痛

A： 出遊時如果碰到頭痛來搗亂，確實容易令人乘興而來，敗性而歸。在旅遊期間容易引發頭痛的因素，大致可分為以下三大變化：

● 環境變化：冷熱溫差（如泡溫泉、冬季前往熱帶海島、進出冷氣房）、氣壓變化（高海拔）或搭乘交通工具在移動空間中，因環境（路況、密閉空間的香水或其他刺激性氣味）引起的不適。

● 生理變化：因旅途改變作息；包括：早起、晚睡、認床失眠、用餐時間不定等。

● 心理變化：出遊過於興奮，或處於陌生環境中，產生緊張壓力。

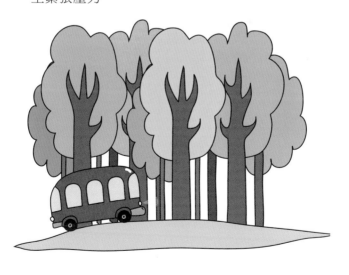

掌握以上三大容易引發頭痛的誘因，建議計畫出遊者，可以針對旅途行程與個人頭痛病史，帶好足夠的止痛藥、維生素B群；容易有緊張性頭痛的人，請避免過於緊湊的行程。另外，在旅行中，應盡量保持三餐定食定量，不要熬夜玩樂。此外，不同國家的頭痛藥配方與劑量上都會略有差異，建議出國前準備好藥性熟悉、數量足夠的頭痛藥，並置於隨身可取之處。

Q7：喝可樂真的能治頭痛嗎？

A：不盡然。可樂可以治頭痛的說法，始於可樂的前身確實是美國醫學研究者約翰・潘伯頓針對感冒與頭痛開發的處方。然而，在它被商品化，發展成大眾飲料之後，早已去除其中的藥性，並修改了成分配方，因此飲用可樂對頭痛並沒有舒緩疼痛的效果。

但是如同前文所提的，當大腦缺乏能量時，就可能引發頭痛，此時如果透過補充品提供能量，就可緩解頭痛。如果將可樂視為「醣類補充品」，則對解除頭痛的確有其功效，其實並不限於可樂，任何高度含糖的飲食均有功效。

Q8：哪些是年長者應格外留意的頭痛問題？

A： 六十歲以上的年長者，除了常見的偏頭痛、慢性頭痛外，特殊的「睡眠性頭痛」也好發在這個族群。睡眠性頭痛是一種與睡眠相關的原發性頭痛，只出現於夜晚並於入睡後發生，使人因痛感從睡夢中醒來；通常是週期性，會在每晚同樣的時間發生，從中度到重度抽痛，持續時間約為十五分鐘至一小時，至多二小時。

除了少部分四十歲左右的中年男女，它是大多數發生在六十歲以上年長者身上。睡眠性頭痛的成因，可能與好發於老人的病症，如顳動脈炎、睡眠呼吸中止症、腦瘤和硬膜下血腫等有關。因此，如果家中年長者或本身在中壯年期發生睡眠性頭痛問題，應重視並盡早進行詳盡檢查。

Q9：頭痛也可能是高血壓的徵兆？

A： 是的。高血壓的病患在血壓嚴重升高時，會引起頭痛。然而，也有部分病人在罹患高血壓初期，早晨醒來後會覺得後腦勺鈍痛，因此，建議大家都應該對自己的血壓狀態保持敏銳度；如果近期血壓數據偏高並

有頭痛問題，就不應忽視以免錯過自我調節與治療的黃金期。

Q10：慢性頭痛也與個人性格有關？

A：是的。頭痛中有一種類型，對止痛藥無反應，而且長期治療也不見起色，從病理上可解讀為「自律神經失調」引起的慢性頭痛；其本質上可能與病人的心理症狀有關。根據東京厚生年金醫院麻醉科主任柳田尚醫師的分析，這類病患有幾項共同特點：

● 經常更換醫生、問診強烈要求配偶或家人陪同。（對他人信賴感低）

● 隨身攜帶不同單位病歷記錄，交叉比對。（對治療過程感到不安）

● 主訴症狀過多。（非單一病症，但症狀也並非重症）

● 主觀意識強、個性頑固；帶有被害意識。（易產生自我或對他人之質疑。）

柳田醫師有個案例：一位五十幾歲的女士，有嚴重的頭痛、肩頸酸痛與耳鳴問題，但是在看了幾位醫生都

不見起色，甚至會不停地轉換醫院、醫生。而她轉診的理由通常是不喜歡該醫院的氣氛，或醫師開的藥會引起不適。總之，這位女士無心把頭痛治好，甚至可能是透過生病來逃避某些現實。

這類的病痛其實都是個人身心靈不平衡所產生的反應。因此，當一個人無論任何因素，堆積了對生活上過多的不滿、自我評價低落、懷抱對他人的質疑與不安，就容易造成病痛產生。所以有些怎麼治也治不好的病痛，需要解讀的不只是生理症狀，也包括了病患背後的心理因素。

Q11：偏頭痛會引起中風嗎？

A：不盡然。《美國醫學會期刊》2007年發表一份研究指出，從1990年代初期起，連續十年追蹤兩萬七千多位四十五歲以上的女性後發現，「有預兆型偏頭痛」患者（偏頭痛發生前，會產生視力變化、情緒障礙、衰弱等問題），發生心血管疾病的風險是一般人的2.15倍；中風的風險則是1.91倍；心肌梗塞的風險高達2.08倍。然而，就台灣臨床數據指出，會偏頭痛致中風的患者，約佔3.7%；以比例而論實屬偏低，民眾不

應過於緊張焦慮。

不過，若是一個月發作一次以上的「典型偏頭痛」的患者，從腦部影像檢查發現缺血或梗塞的病灶風險，仍比沒有任何頭痛問題者高13.7倍。因此，建議發作次數頻繁偏頭痛患者仍可徵詢醫師的意見，進行腦部影像檢查，趁早掌握病灶，預防並積極治療。

Q12：坊間的止痛藥真的會在身體長期殘留嗎？

A：坊間、網路上都有流傳「一顆普拿疼會在體內殘留五年」的說法，經臨床醫師證實這是無稽之談。一般服用止痛藥，藥效約在十五到三十分鐘之內發作，四至六小時內結束，並於二十四小時內排出體外，並不至於會產生殘留長達五年的問題。

雖然，醫界並不主張過度的藥物依賴，但是若因為害怕藥物殘留造成身體負擔，而不敢服藥或任意減藥，如遇上一般方式無法緩解劇烈頭痛，反而會對日常生活與個人健康造成更大的負擔。

Q13：肉毒桿菌也可以改善頭痛？

A：是的。美國洛杉機一位整型外科醫師在為病患施打肉

毒桿菌後，發現病患的頭痛得到改善，因而深入研究，據推測肉毒桿菌能改善頭痛的主因，是其可放鬆顏面肌肉，因此能改善顱外肌肉收縮所引起的偏頭痛；或是阻斷某些末稍疼痛神經元的訊號傳入腦內中樞。且後續的研究也發現，確實高達80%～90%的患者在施打肉毒桿菌後，偏頭痛症狀得到改善，而且對慢性頭痛、緊張性頭痛、叢發性頭痛等均有效果。然而，本療法並未通過美國FDA和台灣衛生局針對頭痛病理化解上的正式認可，也並不納入健保給付項目，建議有興趣嘗試的讀者，審慎評估並多方面諮詢。

Q14：戴上牙齒矯正器後，頭痛意外減緩了？

A： 是有可能的。當牙齒咬合不正時，會使側頭部的肌肉緊繃；當下顎位置偏差越嚴重，就越容易讓肌肉緊繃，進而引起頭痛。因此，牙齒矯正後咬合的狀況得已改善，下顎肌肉的緊張感也會隨之消失，進而減緩頭痛。

附錄 頭痛日誌（每日睡前填寫）

年　　　月

日期	頭痛形態 0.沒有 1.搏動般疼痛 2.緊悶昏重 3.眩暈疼痛 4.電擊般疼痛	頭痛程度 最痛5度， 最輕1度。	頭痛時間 1.上午 2.下午 3.晚間 4.睡眠時	頭痛長度 大約痛多久？
1				
2				
3				
4				
5				
6				
7				
8				
9				
10				
11				
12				
13				
14				
15				
16				
17				
18				
19				
20				
21				
22				
23				
24				
25				
26				
27				
28				
29				
30				
31				

痛前預兆	併發症狀	服用藥物名稱、劑量及成效	是否為經期（女性）
1.眼前閃光 2.視野模糊 3.眼前發黑	0.沒有　1.噁心 2.嘔吐　3.畏光 4.怕吵　5.無力 6.由單側開始痛 7.活動會加重頭痛	0.沒有 1.一點點 2有效 3.完全不痛	

高寶書版集團
gobooks.com.tw

IH 001
99%的頭痛不需要止痛藥

審 訂	江裕陽
文字整理	柯延婷
編 輯	謝昭儀
校 對	蔡欣育、蘇芳毓
美術編輯	洸譜創意設計股份有限公司
出 版	英屬維京群島商高寶國際有限公司台灣分公司
	Global Group Holdings, Ltd.
地 址	台北市內湖區洲子街88號3樓
網 址	gobooks.com.tw
電 話	（02）27992788
電 郵	readers@gobooks.com.tw（讀者服務部）
	pr@gobooks.com.tw（公關諮詢部）
傳 真	出版部（02）27990909　行銷部（02）27993088
郵政劃撥	19394552
戶 名	英屬維京群島商高寶國際有限公司台灣分公司
發 行	希代多媒體書版股份有限公司/Printed in Taiwan
初版日期	2012年8月

國家圖書館出版品預行編目（CIP）資料

99%的頭痛不需要止痛藥 / 高寶書版編輯部編著.
-- 初版. -- 臺北市:高寶國際出版:
希代多媒體發行, 2012.8
　　面；　公分. --（IH 001）

ISBN 978-986-185-727-5（平裝）

1.頭痛

415.937　　　　　　　　　　101010492

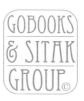